全国高等医药院校教材配套用书

轻松记忆"三点"丛书

神经病学速记

（第3版）

阿虎医考研究组　编

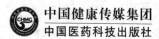

中国健康传媒集团
中国医药科技出版社

内容提要

　　本书是"轻松记忆'三点'丛书"之一，根据全国高等教育五年制临床医学专业教学大纲和国家执业医师资格考试大纲编写而成，为全国高等教育五年制临床医学专业教材《神经病学》的配套辅导用书。内容共分23章，涉及神经系统常见疾病的病因、临床表现、诊断、治疗等，重点突出、条理清晰、切中要点又充分保留了学科系统的完整性，重点、难点和考点一一呈现，章末的"小结速览"高度概括本章的主要内容。

　　本书是全国高等医药院校五年制临床医学专业学生复习和应考的必备辅导书，同时也可作为国家执业医师资格考试的备考用书。

图书在版编目（CIP）数据

　　神经病学速记／阿虎医考研究组编 . —3 版 . —北京：中国医药科技出版社，2020.3
　　（轻松记忆"三点"丛书）
　　ISBN 978 - 7 - 5214 - 1539 - 1

　　Ⅰ.①神…　Ⅱ.①阿…　Ⅲ.①神经病学 - 医学院校 - 教学参考资料　Ⅳ.①R741

　　中国版本图书馆 CIP 数据核字（2020）第 020901 号

美术编辑　陈君杞
版式设计　南博文化

出版	**中国健康传媒集团** ｜ 中国医药科技出版社
地址	北京市海淀区文慧园北路甲 22 号
邮编	100082
电话	发行：010 - 62227427　邮购：010 - 62236938
网址	www.cmstp.com
规格	787×1092mm $\frac{1}{32}$
印张	7 $\frac{3}{4}$
字数	161 千字
初版	2010 年 3 月第 1 版
版次	2020 年 3 月第 3 版
印次	2024 年 4 月第 2 次印刷
印刷	大厂回族自治县彩虹印刷有限公司
经销	全国各地新华书店
书号	ISBN 978 - 7 - 5214 - 1539 - 1
定价	**24.00 元**

获取新书信息、投稿、为图书纠错，请扫码联系我们。

出版说明

轻松记忆"三点"丛书自 2010 年出版以来，得到广大读者的一致好评。应读者要求，我们进行了第三次修订，以更加利于读者对医学知识"重点、难点、考点"的掌握。

为满足普通高等教育五年制临床医学专业学生考研、期末复习和参加工作后执业医师应考需要，针对医学知识难懂、难记、难背的特点，本丛书编者收集、整理中国协和医科大学、北京大学医学部、中国医科大学、中山大学中山医学院、华中科技大学同济医学院等国内知名院校优秀本科、硕士（博士）研究生的学习笔记和学习心得，在前两版的基础上对丛书内容进一步优化完成编写。

本丛书依据普通高等教育本科临床医学专业教学大纲编写而成，有利于学生对医学知识的全面把握；编写章节顺序安排与相关教材呼应，符合教学规律；对专业知识进行梳理，内容简洁精要，既保留学科系统的完整性又切中要点，重点突出；引入"重点、难点、考点"模块，让学生能够快速理解和记忆教材内容与要点，"小结速览"模块能够加深和强化记忆，方便学生记忆应考。

我们鼓励广大读者将本丛书内容同自己正在进行的课程学习相结合，充分了解自己学习的得失，相互比较，互通有无。相信经过努力，必定会有更多的医学生能亲身感受到收获知识果实的甜美和取得成功的喜悦。

本丛书是学生课前预习、课后复习识记的随身宝典，可供普通高等教育五年制临床医学专业本科、专科学生学习使用，也可作为参加医学研究生入学考试、国家执业医师资格考试备考的复习用书。

中国医药科技出版社
2020 年 1 月

神经病学是研究中枢神经系统、周围神经系统及骨骼肌疾病的病因及发病机制、病理、临床表现、诊断、治疗及预防的一门临床医学学科。神经病学与心血管系统、呼吸系统、内分泌系统等密切相关，这些系统的疾病均可出现神经病学问题，神经内科疾病也可首先表现为其他系统性疾病的症状和体征。在对神经病学学习的过程中，与其他学科的知识做到融会贯通，为临床工作夯实基础。

神经病学的知识思维逻辑性强，知识点较多。因此，本书是根据全国高等教育五年制临床医学专业教学大纲和执业医师考试大纲的要求，在保持系统性和实用性的基础上精心编写而成，保留了读者必须掌握的核心内容，力求做到重点突出、条理清晰。

本书按章节编写，每章的开篇都先对重点、考点和难点进行点拨，以表格的形式呈现，提纲挈领，如脑血管疾病这一章节，蛛网膜下腔出血的临床表现及诊治是重点部分，脑梗死的诊治是难点部分，短暂性脑缺血发作的诊治是常见考点。这样使读者的学习目标清晰明了。

在每章的末尾部分，巧妙设计小结速览，使读者在完成整章学习的基础上对思路进行简单梳理，如对不同类型脑梗死的病因、治疗等知识点进行简单总结，便于读者再次复习和加深记忆。

神经病学与临床诊断有着不可分割的联系，是培养学生学习、掌握和应用临床基本技能的一门重要课程。本书开本小、内容精练简洁，方便您随身携带和随时学习神经病学知识，是您医学路上的必备辅导用书。总之，希望在本书的陪伴下，读者能再攀医学高峰。

编 者

2019 年 12 月

目录
MULU

第一章 绪论

● **重点** 神经病学的概念。
○ **难点** 神经病学的特性。
★ **考点** 神经病学的范畴。

第一节 神经病学的概念和范畴

1. 概念 神经病学是研究神经系统疾病和肌肉疾病病因、发病机制、临床表现、诊断和鉴别诊断、预防和治疗以及康复等内容的一门临床学科。

2. 范畴 神经病学是神经科学中的一门临床分支，与神经科学的其他分支彼此渗透，相互促进。神经系统疾病的主要临床症状为运动、感觉和反射障碍。

第二节 神经病学的特性

1. 定向诊断 即是否属于神经科疾病。

2. 定位诊断 是查明病变的部位，最能体现神经科的特点。

3. 定性诊断 是确定病变的性质，又称病因诊断。

小结速览

绪论 {
　神经病学的概念和范畴 {
　　1. 概念：研究神经系统疾病和肌肉疾病病因等的学科
　　2. 范畴：运动、感觉和反射障碍
　}
　神经病学的特性 {
　　1. 定向诊断
　　2. 定位诊断
　　3. 定性诊断（病因诊断）
　}
}

第二章　神经系统的解剖、生理及病损的定位诊断

- ● **重点**　神经系统的解剖。
- ○ **难点**　脑神经定位诊断。
- ★ **考点**　周围神经定位诊断。

第一节　中枢神经

一、大脑半球

1. 额叶、顶叶、颞叶和枕叶

	额叶	顶叶	颞叶	枕叶
解剖结构	占大脑半球表面的前1/3，位于外侧裂上方和中央沟前方	位于中央沟后、顶枕沟前和外侧裂延线的上方	位于外侧裂的下方，顶枕沟前方	顶枕沟和枕前切迹连线的后方，为大脑半球后部的小部分

续表

	额叶	顶叶	颞叶	枕叶
病损表现及定位诊断	①外侧面以脑梗死、肿瘤和外伤多见；②内侧面以大脑前动脉闭塞和矢状窦旁脑膜瘤多见；③底面以额叶底面的挫裂伤、嗅沟脑膜瘤和蝶骨嵴脑膜瘤较多见	①中央后回和顶上小叶病变（病灶对侧肢体复合性感觉障碍等）；②顶下小叶病变（体象障碍、古茨曼综合征、失用症）	①主要引起听觉、语言、记忆及精神活动障碍；②优势半球颞上回后部（感觉性失语）、优势半球颞中回后部损害（命名性失语）等	①视觉中枢病变：幻视、视野缺损；②优势侧纹状区周围病变：视觉失认；③顶枕颞交界区病变：视物变形

2. 岛叶 又称脑岛，位于外侧裂深面，被额、顶、颞叶所覆盖。岛叶损害多引起内脏运动和感觉的障碍。

3. 边缘叶 由半球内侧面位于胼胝体周围和侧脑室下角底壁的一圆弧形结构构成。情绪及记忆障碍、行为异常、幻觉等精神障碍及内脏活动障碍。

二、内囊

1. 解剖结构 位于尾状核、豆状核及丘脑之间，其外侧为豆状核，内侧为丘脑，前内侧为尾状核，由纵行的纤维束组成，向上呈放射状投射至皮质各部。

2. 病损表现及定位诊断 完全性内囊损害（三偏综合征）、部分性内囊损害（偏瘫、偏身感觉障碍、偏盲、偏身共济失调等）。

三、基底神经节

1. 解剖结构　又称基底核，位于大脑白质深部，其主要由尾状核、豆状核、屏状核、杏仁核组成。

2. 病损表现及定位诊断　新纹状体病变（肌张力减低 – 运动过多综合征）、旧纹状体及黑质病变（肌张力增高 – 运动减少综合征）。

四、间脑

	丘脑	下丘脑	上丘脑	底丘脑
解剖结构	对称分布于第三脑室两侧。主要有前核群、内侧核群、外侧核群	位于丘脑下沟的下方，由第三脑室周围的灰质组成，体积很小。分为视前区、视上区、结节区、乳头状区	位于丘脑内侧，第三脑室顶部周围	位于中脑被盖和背侧丘脑的过渡区域
病损表现及定位诊断	丘脑综合征，主要为对侧的感觉缺失和（或）刺激症状，对侧不自主运动，并可有情感与记忆障碍	①视上核、室旁核及其纤维束损害：中枢性尿崩症；②散热和产热中枢损害：体温调节障碍；③视前区与后区网状结构损害：睡眠觉醒障碍；④腹内侧核和结节区损害：生殖与性功能障碍；⑤后区和前区损害：自主神经功能障碍	帕里诺综合征：瞳孔对光反射消失、眼球垂直同向运动障碍、神经性聋、小脑性共济失调等	偏身投掷运动

五、脑干

1. 解剖结构 上与间脑、下与脊髓相连，包括中脑、脑桥和延髓。内部结构主要为神经核、脑干传导束、脑干网状结构。

2. 病损表现及定位诊断

（1）延髓 延髓上段的背外侧区病变（出现延髓背外侧综合征，常见于小脑后下动脉、椎－基底动脉或外侧延髓动脉缺血性损害）、延髓中腹侧损害（出现延髓内侧综合征，可见于椎动脉及其分支或基底动脉后部血管阻塞）。

（2）脑桥 脑桥腹外侧部损害（脑桥腹外侧综合征，累及展神经、面神经、锥体束、脊髓丘脑束和内侧丘系）、脑桥腹内侧部损害（多见于脑桥旁正中动脉阻塞）、脑桥背外侧部损害（见于小脑上动脉或小脑下前动脉阻塞，又称小脑上动脉综合征）等。

（3）中脑 一侧中脑大脑脚脚底损害（大脑脚综合征，表现为动眼神经麻痹、锥体束损害）、中脑被盖腹内侧部损害（红核综合征）。

六、小脑

1. 解剖结构 位于颅后窝，小脑幕下方，脑桥及延髓的背侧。

2. 病损表现及定位诊断 最主要为共济失调。

七、脊髓

1. 解剖结构

（1）外部结构 脊髓自上而下发出 31 对脊神经，与此相对应，脊髓也分为 31 个节段，即 8 个颈节，12 个胸节，5 个腰节，5 个骶节和 1 个尾节。

（2）内部结构　①灰质，主要由神经细胞核团和部分胶质细胞组成；②白质，由传导束及胶质细胞组成。

2. 病损表现及定位诊断

（1）不完全性脊髓损害　前角损害（呈节段性下运动神经元性瘫痪）、后角损害（病灶侧相应皮节出现同侧痛温觉缺失、触觉保留的分离性感觉障碍）、侧角损害等。

（2）脊髓横贯性损害　多见于急性脊髓炎及脊髓压迫症。主要症状为受损平面以下各种感觉缺失，上运动神经元性瘫痪及括约肌障碍等。

第二节　脑与脊髓的血管

一、脑的血管

1. 解剖结构

（1）脑的动脉　分为颈内动脉系和椎 – 基底动脉系。后交通动脉和颈内动脉交界处、前交通动脉和大脑前动脉的连接处是动脉瘤的好发部位。

（2）脑的静脉　大脑浅静脉、大脑深静脉。

2. 病损表现及定位诊断

（1）颈内动脉主干受累　患侧单眼一过性黑矇、对侧偏瘫等。

（2）大脑中动脉受累　主干（三偏症状、意识障碍等）、皮质支（上分支出现对侧偏瘫和感觉缺失等，下分支出现 Wernicke 失语、命名性失语等）、深穿支（对侧中枢性偏瘫、偏身感觉障碍等）。

（3）大脑前、后动脉受累。

（4）基底动脉受累　主干（脑干广泛性病变等）、基底动脉尖部（瞳孔异常、记忆障碍等）等。

二、脊髓的血管

脊髓的动脉	脊髓前动脉：损害后致脊髓前动脉综合征（分离性感觉障碍等）
	脊髓后动脉：损害后可致深感觉障碍等
	根动脉：损害后致中央动脉综合征，有肌张力减低、肌萎缩等
脊髓的静脉	主要经脊髓前静脉和脊髓后静脉引流至椎静脉丛。椎静脉丛是感染及恶性肿瘤转移入颅的可能途径

第三节　脑神经

一、嗅神经

1. 解剖结构　起于鼻腔上部（并向上鼻甲及鼻中隔上部延伸）嗅黏膜内的嗅细胞（1 级神经元）。

2. 病损表现及定位诊断　①嗅中枢病变（嗅到特殊气味）；②嗅神经病变（嗅觉障碍）、嗅球及嗅束病变（嗅觉丧失）；③鼻腔局部病变。

二、视神经

1. 解剖结构　为特殊躯体感觉神经，由视网膜神经节细胞的轴突聚集而成，主要传导视觉冲动。

2. 病损表现及定位诊断

（1）视神经不同部位损害所产生的视力障碍与视野缺损
视交叉以前的病变可致单侧或双侧视神经麻痹，视交叉受损多致双颞侧偏盲，视束病变多致两眼对侧视野的偏盲（同向性偏盲）。

（2）视盘异常　视乳头水肿（颅内压增高的体征之一）、视神经萎缩（视力减退或消失，瞳孔扩大，对光反射减弱或消失）。

三、动眼、滑车和展神经

1. 解剖结构　动眼、滑车和展神经共同支配眼外肌，管理眼球运动，合称眼球运动神经；动眼神经还支配瞳孔括约肌和睫状肌。

2. 病损表现及定位诊断

（1）眼肌损害　周围性眼肌麻痹（动眼神经、滑车神经、展神经麻痹）、核性眼肌麻痹（脑干病变引起）、核间性眼肌麻痹（引起内侧纵束综合征）、核上性眼肌麻痹（双眼同时受累、凝视麻痹）。

（2）复视　是眼外肌麻痹时经常出现的表现。

（3）瞳孔改变　瞳孔大小（缩小见于颈上交感神经径路损害、散大见于动眼神经麻痹）、瞳孔反射异常（直接、间接）、调节反射丧失（见于白喉和脑炎）、辐辏反射丧失（帕金森综合征及中脑病变）、阿－罗瞳孔（见于神经梅毒）等。

四、三叉神经

1. 解剖结构　感觉神经纤维（眼神经，上、下颌神经）、运动神经纤维、角膜反射通路等。

2. 病损表现及定位诊断

（1）周围性损害　三叉神经半月节和三叉神经根的病变（感觉障碍、角膜反射减弱或消失、咀嚼肌瘫痪）、三叉神经分支的病变（痛、温、触觉减弱或消失）。

（2）**核性损害** 脊束核损害（同侧面部洋葱皮样分离性感觉障碍）、运动核损害（常见于脑桥肿瘤）。

五、面神经

1. 解剖结构 运动纤维、感觉纤维（味觉纤维、一般躯体感觉纤维）、副交感神经纤维（司泪腺、舌下腺及颌下腺的分泌）。

2. 病损表现及定位诊断

（1）**上运动神经元损伤所致的中枢面神经麻痹** 一侧病变引起病灶对侧下面部表情肌瘫痪。

（2）**下运动神经元损伤所致的周围性面神经麻痹** 面神经管前损害（面神经核、膝状神经节损害）、面神经管内损害以及茎乳孔以外病变（周围性面神经麻痹）。

六、前庭蜗神经

1. 解剖结构 又称位听神经，是特殊躯体感觉性神经，由蜗神经和前庭神经组成。

2. 病损表现及定位诊断

（1）**蜗神经** 听力障碍和耳鸣。

（2）**前庭神经** 眩晕、眼球震颤及平衡障碍。

七、舌咽、迷走神经

1. 解剖结构 均包括特殊内脏运动、一般内脏运动、一般内脏感觉和躯体感觉四种成分，舌咽神经还包括特殊内脏感觉纤维。

2. 病损表现及定位诊断

（1）**舌咽、迷走神经共同损伤** 声音嘶哑、吞咽困难、饮水呛咳及咽反射消失。

（2）舌咽神经麻痹 咽部感觉减退或丧失、咽反射消失、舌后 1/3 味觉丧失和咽肌轻度瘫痪。

（3）迷走神经麻痹 声音嘶哑、构音障碍、软腭不能提升、吞咽困难、咳嗽无力和心动过速等。

八、副神经

1. 解剖结构 由延髓支和脊髓支组成，分别包括特殊内脏运动纤维和躯体运动纤维。

2. 病损表现及定位诊断 一侧副神经核或其神经损害（同侧胸锁乳突肌和斜方肌萎缩，向病变侧转颈不能，患侧肩下垂并耸肩无力）、双侧副神经核或其神经损害（头前屈无力、直立困难等）。

九、舌下神经

1. 解剖结构 位于延髓第四脑室底舌下神经三角深处的舌下神经核发出轴突在橄榄体与锥体之间出脑，经舌下神经管出颅，分布于同侧舌肌。

2. 病损表现及定位诊断 舌下神经核上性病变（一侧病变时伸舌偏向病灶对侧）、舌下神经及核性病变。

第四节 周围神经

一、脊神经

1. 解剖结构 与脊髓相连的周围神经即脊神经，每对脊神经借前根和后根连于一个脊髓节段。

2. 病损表现及定位诊断

脊神经病变导致病变	表现
运动障碍	刺激性症状（肌束震颤、肌痉挛、肌肉痛性痉挛）、麻痹性症状（为下运动神经元性瘫痪）
感觉障碍	分布区内的感觉障碍
反射变化	浅反射及深反射减弱或消失等
自主神经障碍	多汗、皮温降低、色素沉着等
其他症状	动作性震颤、周围神经肿大、畸形、营养障碍等

二、自主神经

1. 解剖结构 中枢自主神经（大脑皮质、下丘脑、脑干的副交感神经核团以及脊髓各节段侧角区）、周围自主神经（交感神经、副交感神经）等。

2. 病损表现及定位诊断

（1）交感神经病损 瞳孔缩小、唾液分泌增加、心率减慢等。

（2）副交感神经病损 瞳孔散大、眼球突出、心率加快、血压升高等。

三、周围神经损伤的病理类型

周围神经由神经元及其发出的纤维组成，不同病理变化可导致不同的临床表现，常见的周围神经病理变化包括沃勒变性、轴突变性、神经元变性、节段性脱髓鞘。

第五节 肌肉及运动系统

一、肌肉

1. 解剖结构 根据构造不同可分为平滑肌、心肌（心壁主要成分）和骨骼肌。

2. 病损表现及定位诊断 神经肌肉接头损伤（病态性疲劳、晨轻暮重、肌肉萎缩）、肌肉损伤（对称性肌肉萎缩和无力、翼状肩、鸭步等）。

二、运动系统

1. 解剖结构

（1）上运动神经元（锥体系统） 包括额叶中央前回运动区的大锥体细胞及其轴突组成的皮质脊髓束（从大脑皮质至脊髓前角的纤维束）和皮质脑干束（从大脑皮质至脑干脑神经运动核的纤维束）。

（2）下运动神经元 脊髓前角细胞、脑神经运动核及其发出的神经轴突。

（3）锥体外系统 广义的包括纹状体系统和前庭小脑系统，狭义的主要指纹状体系统。

（4）小脑 是协调随意运动的重要结构，通过传入纤维和传出纤维与脊髓、前庭、脑干、基底核及大脑皮质等部位联系，达到对运动神经元的调节作用。

2. 病损表现及定位诊断

（1）上运动神经元性瘫痪 包括皮质型（单瘫）、内囊型（三偏综合征）、脑干型、脊髓型（四肢瘫）。

（2）下运动神经元性瘫痪 脊髓前角细胞（节段性、弛缓性瘫痪而无感觉障碍）、前根（弛缓性瘫痪而无感觉障碍）、神经丛、周围神经（弛缓性瘫痪，伴感觉及自主神经功能障碍或疼痛）。

第六节　感觉系统及反射

一、感觉系统

1. 解剖结构

（1）各种感觉传导通路　痛觉、温度觉传导通路，触觉传导通路，深感觉传导通路。

（2）脊髓内感觉传导的排列　传导浅感觉的脊髓丘脑束（脊髓丘脑侧束、脊髓丘脑前束）、传导深感觉的薄束和楔束及脊髓小脑束等。

（3）节段性感觉支配、周围性感觉支配。

2. 病损表现及定位诊断

神经干型感觉障碍	桡神经麻痹、尺神经麻痹等
末梢型感觉障碍	四肢对称性的末端各种感觉障碍
后根型感觉障碍	为单侧节段性感觉障碍，常伴剧烈放射性疼痛
髓内型感觉障碍	后角型（病变侧痛、温觉障碍）、后索型（感觉性共济失调）、侧索型等
脑干型感觉障碍	交叉性感觉障碍
丘脑型感觉障碍	对侧偏身（包括面部）完全性感觉缺失或减退
皮质型感觉障碍	病灶对侧的复合感觉（精细感觉）障碍，痛、温觉障碍轻；皮质感觉区范围广

二、反射

1. 解剖结构与功能

（1）反射的解剖学基础是反射弧。反射弧的组成是感受器→传入神经元（感觉神经元）→中间神经元→传出神经元（脊髓前角细胞或脑干运动神经元）→周围神经（运动纤维）→效应器官（肌肉、分泌腺等）。

（2）反射活动需依赖于完整的反射弧而实现，反射弧中任何一处中断，均可引起反射的减弱和消失。同时反射弧还接受高级神经中枢的抑制和易化，因此当高级中枢病变时，可使原本受抑制的反射（深反射）增强，受易化的反射（浅反射）减弱。

（3）生理反射是正常人应具有的反射，包括深反射和浅反射两大类。

①深反射亦称腱反射或肌肉牵张反射，临床上常做的腱反射有肱二头肌反射（$C_{5～6}$）、肱三头肌反射（$C_{7～8}$）、桡骨膜反射（$C_{5～6}$）、膝腱反射（$L_{2～4}$）、跟腱反射（$S_{1～2}$）等。

②浅反射临床上常用的有腹壁反射（$T_{7～12}$）、提睾反射（$L_{1～2}$）、跖反射（$S_{1～2}$）、肛门反射（$S_{4～5}$）、角膜反射和吞咽反射等。

2. 病损表现及定位诊断

深反射减弱或消失	反射弧径路的任何部位损伤可引起
深反射增强	皮质运动区或锥体束损害而反射弧完整时，可出现腱反射增强或扩散现象
浅反射减弱或消失	脊髓反射弧的中断或锥体束病变可引起
病理反射	锥体束损害的指征

小结速览

中枢神经 { 大脑半球（额叶、顶叶、颞叶、枕叶）、内囊等

神经系统的解剖、生理及病损的定位诊断

脑与脊髓的血管 {
1. 脑的血管：脑动脉（颈内动脉、椎动脉）脑静脉（大脑浅、深静脉）
2. 脊髓血管：脊髓动脉（脊髓前、后动脉）、脊髓静脉

脑神经：嗅神经、视神经等

周围神经：脊神经、自主神经、周围神经损伤

肌肉及运动系统 {
1. 肌肉：平滑肌、心肌、骨骼肌
2. 运动系统：锥体系统、锥体外系统

感觉系统及反射：感觉传导通路，深浅反射

第三章　神经系统常见症状

● **重点**　意识障碍、认知障碍、颅内压异常的表现。
○ **难点**　认知障碍的分类、晕厥与癫痫发作的鉴别。
★ **考点**　颅内压异常的临床表现。

第一节　意识障碍

上行网状激活系统或双侧大脑皮质损害均可导致意识障碍。

一、以觉醒度改变为主的意识障碍

1. 嗜睡　表现为睡眠时间过度延长，但能被叫醒，醒后可勉强配合检查及回答简单问题，停止刺激后患者又继续入睡。

2. 昏睡　较重的疼痛和言语刺激才能唤醒，可作含糊、简单而不完全的答话，停止刺激后又很快入睡。

3. 昏迷　意识完全丧失，各种强刺激不能使其觉醒，无有目的的自主活动，不能自发睁眼。

程度	疼痛刺激	自发动作	角膜反射、瞳孔对光反射	生命体征
浅昏迷	有反应	有	存在	无明显改变
中昏迷	强刺激才有	很少	减弱	轻度改变
深昏迷	无	无	消失	明显改变

二、以意识内容改变为主的意识障碍

1. 意识模糊　注意力减退、活动减少等，对外界刺激可有反应，但低于正常水平。

2. 谵妄　对周围环境的认识及反应能力均下降，常有错觉、幻觉等。

三、特殊类型的意识障碍

包括去皮层综合征、去大脑强直、无动性缄默症、植物状态。

四、意识障碍的鉴别诊断

闭锁综合征	由脑血管病、感染、肿瘤、脱髓鞘病等所致，意识清醒、四肢瘫痪、不能言语，能瞬目和眼球垂直运动
意志缺乏症	清醒状态，对刺激无反应、无欲望，呈严重淡漠状态，可有额叶释放反射
木僵	对外界刺激缺乏反应，言语刺激触及其痛处时可有流泪、心率增快等情感反应，缓解后多能清楚回忆发病过程

第二节　认知障碍

一、记忆障碍

遗忘（顺行性遗忘、逆行性遗忘等）、记忆减退、记忆错误（记忆恍惚、错构和虚构）、记忆增强。

二、视空间障碍

不能准确地判断自身及物品的位置而出现的功能障碍，可有穿衣困难、衣服穿反等。

三、执行功能障碍

与额叶 - 皮质下环路受损有关。常见于血管性痴呆、阿尔茨海默病、帕金森病痴呆、进行性核上性麻痹等。

四、计算力障碍

计算能力减退，以前能做的简单计算无法正确做出。见于优势半球顶叶特别是角回损伤。

五、失语

外侧裂周围失语综合征	Broca 失语、Wernicke 失语、传导性失语
经皮质性失语综合征	经皮质运动性失语、经皮质感觉性失语、经皮质混合性失语
完全性失语	混合性失语，所有语言功能都有明显障碍，多见于优势半球大范围病变
命名性失语	遗忘性失语，主要特点为命名不能，病变累及优势半球颞中回后部
皮质下失语	指丘脑、基底核、内囊、皮质下深部白质等部位病损所致的失语

六、失用

在意识清楚、语言理解功能及运动功能正常情况下，患者丧失完成有目的的复杂活动的能力。包括观念性失用、观念运动性失用、肢体运动性失用、结构性失用以及穿衣失用。

七、失认

不能通过某一感觉辨认以往熟悉的物体，但能通过其他感觉认识。包括视觉失认、听觉失认、触觉性失认、体象障碍（基本感知功能正常，但对自身躯体的存在、空间位置及各部位之间的关系失去辨别能力）。

八、轻度认知障碍和痴呆

1. 轻度认知障碍　①认知功能下降；②日常基本能力正常，复杂的工具性日常能力可以有轻微损害。

2. 痴呆　由于脑功能障碍而产生的获得性、持续性智能损害综合征等。有认知症状以及伴有精神行为的异常，可有明显的人格改变。

第三节　癫痫发作和晕厥

一、癫痫发作

1. 概念　由于大脑神经元过度异常放电引起的短暂脑功能障碍。

2. 病因

分类	病因
原发性神经系统疾病	特发性癫痫、脑外伤、脑卒中或脑血管畸形、脑膜炎
系统性疾病	低血糖、低血钠、低血钙、高渗状态、尿毒症、肝性脑病、高血压脑病、药物中毒、高热

二、晕厥

1. 概念　大脑半球及脑干血液供应减少导致的伴有姿势张力丧失的发作性意识丧失。

2. 病因

（1）反射性晕厥　多见于年轻女性，恐惧、疼痛、疲劳为诱因。

（2）心源性晕厥　心律失常、机械性因素导致心排血量急剧降低，发作迅速无任何预感。

（3）脑源性晕厥　动脉粥样硬化及颈部疾患等引起。

（4）其他　过度换气、低血糖、严重贫血引起。

3. 临床表现

（1）晕厥前期　发生前数分钟会有先兆症状，如恶心、大汗、视物不清、心动过速等。

（2）晕厥期　意识丧失，伴有血压降低、脉缓细弱、瞳孔散大、肌张力降低、尿失禁，神经系统无阳性体征。

（3）恢复期　可有面色苍白、恶心、出汗、乏力，不留任何后遗症。

三、癫痫发作与晕厥的鉴别

临床特点	痫性发作	晕厥
发作与体位	无关	多于站立时发作
发作时间	睡眠时较多，白天夜晚都可	白天多
皮肤颜色	青紫或正常	苍白
先兆	无或短、数秒	可较长

临床特点	痫性发作	晕厥
肌体抽搐	多	无或少
尿失禁、舌咬伤	多	无或少
发作后意识模糊	多	无或少
发作后头痛	多	无或少
神经系统定位体征	有	无
心血管系统异常	无	常有
发作间期脑电图	异常	多正常

第四节 眩晕

一、概念

眩晕是一种运动性或位置性错觉，患者主观感觉自身或外界物体呈旋转感或升降、直线运动、倾斜、头重脚轻等感觉。

二、分类

1. 按性质分 真性眩晕、假性眩晕。

2. 按病变解剖分 系统性眩晕、非系统性眩晕。

三、系统性眩晕

系统性眩晕是眩晕的主要病因，分类如下。

1. 周围性眩晕 也称为真性眩晕，由于前庭器官病变，表现为眩晕（改变体位时加重、闭目不能缓解）、眼震（细小、与眩晕程度一致）、平衡障碍、自主神经症状（恶心、呕吐、面色苍白)、耳鸣、耳聋、无脑功能损害。

2. 中枢性眩晕 也称为假性眩晕，多见于椎-基底动脉血供不足，小脑、脑干、第四脑室肿瘤，颅高压，听神经瘤。眩晕（改变体位不加重、闭目可减轻）、眼震（粗大、与眩晕程度不一致）、平衡障碍、自主神经症状、听力正常、有脑功能损害。

四、非系统性眩晕

临床表现为头晕眼花、站立不稳，通常无外界环境或自身旋转感或摇摆感，很少伴有恶心、呕吐，为假性眩晕。

第五节 视觉障碍

一、视力障碍

1. 单眼视力障碍

（1）单眼突然发生短暂性视力减退或缺失 多持续1~5分钟，在10~20分钟内恢复正常。

（2）进行性单眼视力障碍 在几小时或数分钟内持续进展并达到高峰，如治疗不及时，一般为不可逆的视力障碍。

2. 双眼视力障碍

（1）一过性双眼视力障碍 起病急，数分钟到数小时可缓解，可伴有视野缺损。多见于双侧枕叶视皮质的短暂性脑缺血发作。

（2）进行性视力障碍 起病较慢，病情进行性加重，直至视力完全丧失。

二、视野缺损

双眼颞侧偏盲（多见于视交叉中部病变）、双眼对侧同向性偏盲、双眼对侧同向上象限盲（颞叶后部引起）及双眼对侧同向下象限盲（顶叶病变引起）。

第六节　听觉障碍

一、耳聋

1. 传导性耳聋　多见于中耳炎、鼓膜穿孔和外耳道耵聍堵塞等。

2. 感音性耳聋　高音调听力明显减低或丧失，低音调听力正常或轻微减低。

二、耳鸣

1. 无外界声音刺激，患者主观听到持续性音响。

2. 高音调耳鸣提示感音器病变，低音调耳鸣提示传导路径病变。

三、听觉过敏

听觉过敏是指患者对于正常的声音感觉比实际声源的强度大。

第七节　眼球震颤

眼球震颤是指眼球注视某一点时发生的不自主的节律性往复运动，简称眼震。

1. 眼源性眼震　由视觉系统疾病或眼外肌麻痹引起的眼震，可为永久性。多见于视力障碍、先天性弱视等。

2. 前庭性眼震　分为周围性和中枢性眼震。延髓病变多呈旋转性自发性眼震，脑桥病变多呈水平性，中脑病变多为垂直性眼震，小脑型眼震与头位明显相关，眼震方向不确定。

第八节 构音障碍

构音障碍是和发音相关的中枢神经、周围神经或肌肉疾病导致的一类言语障碍的总称。

1. 上运动神经元损害 单侧皮质脊髓束病变时双唇和舌承担的辅音部分不清晰，发音和语音共鸣正常。双侧皮质延髓束损害时说话带鼻音、声音嘶哑和言语缓慢。

2. 基底核病变 唇、舌等构音器官肌张力高、震颤及声带不能张开使说话缓慢而含糊，声调低沉，发音单调等。

3. 小脑病变 共济失调性构音障碍，有构音模糊，言语不连贯，呈吟诗样或分节样等。

4. 下运动神经元损害 发音费力和声音强弱不等为特点。

5. 肌肉病变 表现类似下运动神经元损害，多同时伴有其他肌肉病变。

第九节 瘫痪

一、上运动神经元性瘫痪

1. 肌力减弱 瘫痪时肢体远端肌肉受累较重，尤其是手、指和面部等，而肢体近端症状较轻。

2. 肌张力增高 上肢呈屈曲旋前，下肢则伸直内收。由于肌张力的增高，患肢出现"折刀"现象。

3. 腱反射活跃或亢进 有阵挛和反射扩散，表现为当牵拉刺激持续存在，可诱发节律性的肌肉收缩。

4. 浅反射的减退或消失 腹壁反射、提睾反射及跖反射等。

5. 病理反射 Babinski 征、Oppenheim 征等。

6. 无明显的肌萎缩 下运动神经元对肌肉的营养作用仍然存在。

二、下运动神经元性瘫痪

1. 概念 又称弛缓性瘫痪，指脊髓前角的运动神经元以及它们的轴突组成的前根、神经丛及其周围神经受损所致。

2. 临床表现

（1）受损的下运动神经元支配的肌力减退。

（2）肌张力减低或消失，肌肉松弛，外力牵拉时无阻力，与上运动神经元瘫痪时"折刀"现象有明显不同。

（3）腱反射减弱或消失。

（4）肌肉萎缩明显。

3. 上运动神经元和下运动神经炎性瘫痪的比较 见下表。

	上运动神经元瘫痪	下运动神经元瘫痪
瘫痪分布	整个肢体为主	肌群为主
肌张力	增高，呈痉挛性瘫痪	降低，呈弛缓性瘫痪
浅反射	消失	消失
腱反射	增强	减弱或消失
病理反射	阳性	阴性
肌萎缩	无或有轻度实用性萎缩	明显
皮肤营养障碍	多数无障碍	常有
肌束颤动或肌纤维颤动	无	可有
肌电图	神经传导速度正常，无失神经电位	神经传导速度异常，有失神经电位

第十节 肌萎缩

肌萎缩是指由于肌肉营养不良而导致的骨骼肌体积缩小，肌纤维变细甚至消失，通常是下运动神经元病变或肌肉病变的结果。

1. 神经源性肌萎缩 起病急、进展较快，但随病因而异。

2. 肌源性肌萎缩 指神经肌肉接头突触后膜以后，包括肌膜、线粒体、肌丝等病变所引起的肌萎缩。常见于进行性肌营养不良、强直性肌营养不良和肌炎等。

3. 其他 除上述两种肌萎缩外，临床上还可见由上运动神经元损害引起的失用性肌萎缩及肌肉血管病变引起的缺血性肌萎缩。

第十一节 躯体感觉障碍

躯体感觉障碍指作用于躯体感受器的各种刺激在人脑中的反映。感觉障碍可分为抑制性症状和刺激性症状。

一、抑制性症状

感觉径路破坏时功能受到抑制，出现感觉（痛觉、温度觉、触觉和深感觉）减退或缺失，如完全性感觉缺失、分离性感觉障碍、皮质感觉缺失和痛性痛觉减退或痛性麻痹。

二、刺激性或激惹性症状

1. 感觉过敏 轻微的刺激导致强烈或难以忍受的感觉。

2. 感觉倒错 对刺激产生的错误感觉。

3. 感觉过度 感觉障碍表现为潜伏期长、感受性降低、不愉快的感觉、扩散性以及延时性。

4. 感觉异常 无外界刺激的情况下出现蚁行感、麻木等，客观检查无感觉障碍。

5. 疼痛 常见局部性疼痛、放射性疼痛、扩散性疼痛、牵涉性疼痛等。

第十二节 共济失调

共济失调指小脑、本体感觉以及前庭功能障碍导致的运动笨拙和不协调，累及躯干、四肢和咽喉肌时可引起身体平衡、姿势、步态及言语障碍。

小脑性共济失调	姿势和步态异常、随意运动协调障碍、言语障碍、眼球运动障碍以及肌张力降低
大脑性共济失调	症状轻，多见于脑血管病、多发性硬化等损伤额桥束和颞枕桥束纤维联系的疾病
感觉性共济失调	深感觉障碍使患者不能辨别肢体的位置及运动方向后出现
前庭性共济失调	平衡障碍为主，站立或步行时躯体向患侧偏斜、摇晃不稳，改变头位可导致症状加重。常伴有眩晕、呕吐、眼震

第十三节 步态异常

1. 痉挛性偏瘫步态 单侧皮质脊髓束受损所致，患侧上肢通常屈曲、内收、旋前，不能自然摆动，下肢伸直、外旋。常见于脑血管病或脑外伤恢复期及后遗症期。

2. 痉挛性截瘫步态 "剪刀样步态"，为双侧皮质脊髓束受损步态。患者站立时双下肢伸直位，大腿靠近，小腿略分开，双足下垂伴有内旋。常见于脑瘫患者。

3. 慌张步态　是帕金森病的典型症状之一，表现为身体前屈，头向前探，肘、腕、膝关节屈曲，双臂略微内收于躯干前，起步困难，小碎步前进，停步困难等。

4. 摇摆步态　"鸭步"，多见于进行性肌营养不良症，也可见于进行性脊肌萎缩症、少年型脊肌萎缩症等疾病。

5. 跨阈步态　"鸡步"，常见于腓总神经损伤、脊髓灰质炎或进行性腓骨肌萎缩等。

6. 感觉性共济失调步态　表现为肢体活动不稳，晃动，行走时姿势屈曲，双足触地粗重等。多见于脊髓痨、脊髓小脑变性疾病、慢性乙醇中毒等。

7. 小脑步态　行走时两腿分开，步基宽大，站立时向一侧倾倒，步态不稳且向一侧偏斜。多见于遗传性小脑性共济失调、小脑血管病和炎症等。

第十四节　不自主运动

不自主运动指患者在意识清楚的情况下，出现的不受主观控制的无目的的异常运动。

一、震颤

1. 静止性震颤　安静时出现，活动时减轻，睡眠时消失，手指有节律的抖动，呈"搓药丸样"。常见于帕金森病。

2. 动作性震颤　姿势样震颤、运动性震颤。

二、舞蹈样运动

1. 肢体和头面部迅速、不规则、无节律、粗大的不能随意控制的动作。

2. 随意运动或情绪激动时加重，安静时减轻，睡眠时消失。

三、手足徐动症

1. 上肢远端的游走性肌张力增高或减低的动作，而产生手腕及手指做缓慢交替性的伸屈动作。

2. 有时出现发音不清和鬼脸，亦可出现足部不自主动作。

四、扭转痉挛

1. 又称变形性肌张力障碍，表现为躯干和四肢发生的不自主的扭曲运动。

2. 躯干及脊旁肌受累引起的围绕躯干或肢体长轴的缓慢旋转性不自主运动是本症的特征性表现。

五、偏身投掷运动

为一侧肢体猛烈的投掷样的不自主运动，运动幅度大，力量强，以肢体近端为重。

六、抽动症

1. 单个或多个肌肉的快速收缩动作。

2. 若累及呼吸和发音肌肉，抽动时会伴有不自主的发音，或伴有秽语，故称"抽动秽语综合征"。

第十五节 尿便障碍

一、排尿障碍

1. 概述 排尿障碍由排尿中枢或周围神经病变所致，也可由膀胱或尿路病变引起。

2. 主要类型

感觉障碍性膀胱	又称感觉性无张力膀胱，膀胱内压力很低，容量显著增大，残余尿增多
运动障碍性膀胱	运动性无张力膀胱，膀胱冷热感和膨胀感正常。膀胱内压低，容量增大，残余尿增多
自主性膀胱	膀胱冷热感及膨胀感消失，膀胱内压随容量增加直线上升，膀胱容量略增大，300~400ml，残余尿增多，为100ml以上
反射性膀胱	又称自动膀胱，膀胱冷热感及膨胀感消失；膀胱内压随容量增加，至一定压力时即自行排尿；膀胱容量大小不定，一般小于或接近正常
无抑制性膀胱	膀胱冷热感及膨胀感正常，膀胱内压高于10cmH$_2$O，膀胱不断出现无抑制性收缩波，膀胱内压随之升高，膀胱容量小于正常，无残余尿

二、排便障碍

1. 概述 排便障碍是以便秘、大便失禁、自动性排便以及排便急迫为主要表现的一组症状，可由神经系统病变引起，也可为消化系统或全身性疾病引起。

2. 主要类型

（1）便秘 2~3日或数日排便1次，便量减少伴有腹胀、食欲缺乏等症状。

（2）大便失禁 大便不能自控，粪便不时地流出。在神经系统疾病中，大便失禁常见于深昏迷或癫痫发作患者。

（3）自动性排便 不受意识控制地排便，每日自动排便4~5次以上。

（4）排便急迫 见于腰骶部神经刺激性病变，此时常伴有鞍区痛觉过敏。

第十六节 颅内压异常和脑疝

一、颅内压异常

（一）颅内压增高

颅内压增高是指在病理状态下，颅内压力超过200mmH$_2$O。常以头痛、呕吐、视盘水肿为主要表现。

1. 常见机制和病因

（1）脑组织体积增加 血管源性脑水肿、细胞毒性脑水肿。

（2）颅内占位性病变 病变可为占据颅内空间位置的肿块，也可形成局限性水肿，使颅内压增高。

（3）颅内血容量增加 见于引起血管床扩张和脑静脉回流受阻的各种疾病。

（4）脑脊液增加（脑积水） 由脑脊液的分泌增多、吸收障碍或循环受阻引起。

（5）颅腔狭小 见于颅缝过早闭合致颅腔狭小的狭颅症等。

2. 类型 弥漫性颅内压增高、局限性颅内压增高。

3. 临床表现

临床表现	急性颅内压增高	慢性颅内压增高
头痛	极剧烈	持续钝痛，阵发性加剧，夜间痛醒
视盘水肿	不一定出现	典型而具有诊断价值
单或双侧展神经麻痹	多无	较常见

临床表现	急性颅内压增高	慢性颅内压增高
意识障碍及生命体征改变	出现早而明显，甚至去大脑强直	不一定出现，如出现则为缓慢进展
癫痫	多有，可为强直阵挛发作	可有，多为部分性发作
脑疝	发生快，有时数小时即可出现	缓慢发生，甚至不发生
常见病因	蛛网膜下腔出血、脑出血等	颅内肿瘤、炎症及出血后粘连

4. 良性颅内压增高　又称"假脑瘤"，临床表现为颅内压增高，伴头痛、呕吐及视力障碍等。除视盘水肿、展神经麻痹外，无其他神经系统定位体征，腰穿压力 > 200mmH$_2$O，头颅CT 或 MRI 显示无脑室扩大或颅内占位病变。

（二）颅内压降低

又称低颅压，是指脑脊液压力降低（ < 60mmH$_2$O ）而出现的一组综合征。

二、脑疝

（一）小脑幕裂孔疝

因颅内压增高而移位的脑组织由上而下挤入小脑幕裂孔，统称为小脑幕裂孔疝。分为钩回疝、中心疝。

（二）枕骨大孔疝

小脑扁桃体及邻近小脑组织向下移位经枕骨大孔疝入颈椎管上端称为枕骨大孔疝。表现为枕、颈部疼痛，颈强直或强迫头位，意识障碍，伴有后组脑神经受累表现。

第十七节 睡眠障碍

睡眠障碍是一种常见的疾病，不仅引起患者的苦恼，影响日常生活活动能力，还会导致严重的并发症。主要类型有失眠症、睡眠节律障碍、睡眠相关的呼吸障碍、异态睡眠以及睡眠相关运动障碍。

小结速览

神经系统常见症状
├─ 意识障碍、认知障碍
│ ├─ 1. 嗜睡、昏睡、昏迷等
│ └─ 2. 认知障碍：记忆障碍、视空间障碍、执行功能障碍等
├─ 痫性发作和晕厥、眩晕
│ ├─ 1. 癫痫发作与晕厥在发作时间、是否肢体抽搐、发作间期脑电图等方面鉴别
│ └─ 2. 系统性眩晕（周围性、中枢性）、非系统性眩晕
├─ 视、听觉障碍
│ ├─ 1. 视力障碍、视力缺损
│ └─ 2. 耳聋、耳鸣、听觉过敏
├─ 眼球震颤→眼源性眼震、前庭性震颤
├─ 构音障碍、瘫痪（上、下运动神经元性瘫痪）
├─ 肌萎缩→神经源性、肌源性肌萎缩等
├─ 躯体感觉障碍、共济失调
│ ├─ 1. 躯体感觉障碍：抑制性、刺激性症状
│ └─ 2. 共济失调：小脑、大脑、感觉以及前庭共济性失调
├─ 步态异常、不自主运动
│ ├─ 1. 步态异常：痉挛性步态、慌张步态、摇摆步态等
│ └─ 2. 不自主运动：震颤、舞蹈样运动、扭转痉挛等
└─ 尿便、睡眠障碍以及颅内压异常和脑疝

第四章 神经系统的病史采集和体格检查

第一节 病史采集

一、主诉

主诉是疾病定位和定性诊断的第一线索。包括主要症状、发病时间和疾病变化或演变情况等。

二、现病史

包括症状发生的情况、部位、特点、发展和演变、既往诊治情况、伴随症状以及病程中的一般情况等。

三、既往史

包括头部外伤病史、脑肿瘤病史、感染病史、内科疾病病史、颈椎病和腰椎管狭窄病史以及过敏中毒史等。

四、个人史

包括出生地、居住地、文化程度、职业、是否到过疫区、生活习惯、性格特点、左利手/右利手等。

五、家族史

有些疾病是遗传性疾病或与遗传相关。询问患者是否为近亲结婚。必要时注意种族背景。

六、病史采集的注意事项和技巧

1. 对患者友好、热情，整个交谈过程要自然，语言要得体。

2. 记录病史时应该字迹清楚、内容准确、思路清晰，重点突出，去伪存真。

3. 在采集病史时，尽量避免打断患者的诉述，针对不同类型患者采取不同的方法，最好先不要阅读患者既往的病史记录。

第二节　体格检查

一、一般检查

生命体征、体味或呼吸气味、发育和体型、营养状态、面容表情、皮肤黏膜等。

二、意识状态的检查

1. 眼征　瞳孔、眼底、眼球位置、眼球运动等。

2. 对疼痛刺激的反应　用力按压眶上缘、胸骨检查昏迷患者对疼痛的运动反应，有助于定位脑功能障碍水平或判定昏迷的程度。

3. 瘫痪体征　先观察有无面瘫，一侧面瘫时，可见该侧鼻唇沟变浅，口角低垂，睑裂增宽，呼气时面颊鼓起，吸气时面颊塌陷。

4. 脑干反射　睫脊反射、角膜反射、头眼反射以及眼前庭反射等。

5. 脑膜刺激征　包括颈强直、Kernig 征 、Brudzinski 征等。

6. 意识障碍的其他症状　咳嗽、吞咽发射减弱或消失，不能控制排便等。

三、精神状态和高级皮质功能检查

1. 记忆　瞬时记忆、短时记忆和长时记忆检查。

2. 计算力　可通过让患者正向或反向数数、数硬币检查。

3. 定向力　时间、地点和人物定向力检查。

4. 失语　口语表达（语音障碍、言语流畅性等）、听理解障碍、复述、命名、阅读、书写等。

5. 失用　可给予口头和书面命令，观察患者执行命令、模仿动作和实物演示能力等。

6. 失认　视觉失认、听觉失认、触觉失认等。

7. 其他　视空间技能和执行功能检查。

四、脑神经检查

（一）嗅神经

1. 检查方法　让患者闭目，先后堵塞一侧鼻孔，用带有花香或其他香味（非挥发性、非刺激性气味）的物质置于患者受检鼻孔，患者能说出气味不同即可。

2. 注意有无嗅觉丧失或减退、嗅觉过敏以及幻嗅等。

（二）视神经

视神经属于中枢神经，主要检查视力（远视力、近视力）、视野（周边视野检查、中心视野检查）和眼底等。

（三）动眼、滑车和展神经

1. 外观　睑裂是否对称，是否有上睑下垂；眼球有否前突或内陷、斜视和同向偏斜、眼震等自发运动。

2. 眼球运动 观察有无眼球运动受限，受限方向和程度，有无复视和眼球震颤。

3. 瞳孔及其反射 对光反射、调节反射。

4. 注意有无眼睑下垂、眼外肌麻痹、眼震等。

（四）三叉神经

1. 面部神经 用圆头针、棉签末端搓成的细毛及盛冷热水试管（或音叉表面）分别测试面部三叉神经分布区皮肤的痛、温和触觉。

2. 咀嚼肌运动 首先观察是否有颞肌、咬肌萎缩。

3. 反射 角膜反射、下颌反射。

（五）面神经

1. 面肌运动 先观察额纹、眼裂、鼻唇沟和口角是否对称、有无肌痉挛，然后让患者做蹙额、皱眉、瞬目、示齿、鼓腮和吹哨等动作检查面神经的分支。

2. 感觉 检查患者的味觉，面神经损害可致舌前 2/3 味觉损失。尚需检查外耳道和耳后皮肤的痛、温和触觉及有无疱疹；是否有听觉过敏现象。

3. 反射 角膜反射、眼轮匝肌反射以及掌颏反射。

4. 副交感 膝状神经节或其附近病变可导致同侧泪液减少，其膝状神经节远端病变可导致同侧泪液增多。

（六）前庭蜗神经

1. 蜗神经

	正常	传导性耳聋	感音性耳聋
Rinne 试验	气导>骨导（+）	骨导>气导（-）	气导>骨导（+），时间均缩短
Weber 试验	两耳感受相同	患侧较响	健侧较响

2. 前庭神经　观察患者的自发性症状如眩晕、呕吐、眼球震颤和平衡障碍等，也可进行冷热水试验和转椅试验来诱发眼震。

（七）舌咽、迷走神经

1. 运动功能　声音嘶哑、吞咽困难、饮水呛咳、腭垂是否居中、双侧腭弓是否对称、双侧软腭抬举是否一致。

2. 反射　咽反射、眼心反射、颈动脉窦反射。

（八）副神经

下颌接触双肩，副神经损伤可导致胸锁乳突肌和斜方肌萎缩、垂肩和斜颈。

（九）舌下神经

观察是否有伸舌偏斜、舌肌萎缩、舌肌颤动。

五、运动系统检查

（一）肌容积

1. 肌萎缩　多见于下运动神经元损害和肌肉疾病。

2. 假性肌肥大　常见于进行性肌营养不良症。

（二）肌张力

1. 肌张力减低　下运动神经元病变、小脑病变、肌源性病变等。

2. 肌张力增高　①锥体系病变：痉挛性肌张力增高、折刀样肌张力增高；②锥体外系病变：铅管样（不伴震颤）或齿轮样肌张力增高（伴震颤）。

（三）肌力

1. 六级肌力记录法

0 级	完全瘫痪，肌肉无收缩
1 级	肌肉可收缩，但不产生动作
2 级	肢体能在床面上移动，但不能抬起
3 级	肢体能离开床面，但不能抵抗阻力
4 级	肢体能对抗阻力，但不完全
5 级	正常肌力

2. 轻瘫检查法　　上肢平伸试验、小指征、下肢轻瘫试验等。

（四）不自主运动

观察患者是否有不能随意控制的舞蹈样动作、手足徐动和肌张力障碍等。

（五）共济运动

首先观察患者日常活动是否协调，有无动作性震颤和语言顿挫等，然后行以下试验。

1. 指鼻试验　　感觉性共济失调者睁眼时正常、闭眼时异常。

2. 反击征　　即 Holmes 反跳试验，小脑疾病患者失去迅速调整能力，屈肘力量使前臂或掌部碰击自己的肩膀或面部。

3. 跟 - 膝 - 胫试验　　小脑损害者抬腿触膝时出现辨距不良和意向性震颤，下移时摇摆不定，感觉性共济失调闭目时难以找到膝盖。

4. 轮替试验　　动作不协调、快慢不一。

5. 起坐试验　　正常人躯干屈曲同时下肢下压，小脑性共济失调患者髋部和躯干同时屈曲。

6. 闭目难立征试验 后索病变只有闭目时不稳，小脑病变睁眼闭眼都不稳，但闭目时更明显，前庭病变者闭目后经过一段时间才出现身体摇摆。

（六）姿势与步态

需从前面、后面和侧面分别观察患者的姿势、步态、起步情况、步幅和速度等。

六、感觉系统检查

1. 浅感觉 痛觉、触觉、温度觉。

2. 深感觉 运动觉、位置觉、振动觉。

3. 复合（皮质）感觉 定位觉、两点辨别觉、图形觉、实体觉。

七、反射检查

（一）深反射

	反射中心	传导神经
肱二头肌反射	$C_{5\sim6}$	肌皮神经
肱三头肌反射	$C_{6\sim7}$	桡神经
桡骨膜反射	$C_{5\sim8}$	桡神经
膝反射	$L_{2\sim4}$	股神经
踝反射	$S_{1\sim2}$	胫神经
Hoffman 征	$C_7\sim T_1$	正中神经
Rossolimo 征	$L_5\sim S_1$	胫神经
阵挛	包括髌阵挛和踝阵挛，是腱反射高度亢进的表现	

（二）浅反射

1. 腹壁反射 上（肋弓下缘 $T_{7~8}$）、中（脐孔水平 $T_{9~10}$）、下（腹股沟上 $T_{11~12}$）腹壁反射。

2. 提睾反射 反射中心 $L_{1~2}$，经生殖股神经传导。

3. 跖反射 反射中心 $S_{1~2}$，传导神经为胫神经（正常人的 Babinski 征表现）。

4. 肛门反射 反射中心 $S_{4~5}$，传导为肛尾神经。

（三）病理反射

巴氏征及等位征［Chaddock 征（足面上划）、Scheffer 征、Oppenheim 征（胫骨下滑）、Gordon 征（挤压腓肠肌）、Pussep 征］、强握反射以及脊髓自主反射等。

八、脑膜刺激征检查

屈颈反射、Kernig 征（伸直受限并出现疼痛，大、小腿间夹角 <135°，为阳性）以及 Brudzinski 征。

九、自主神经检查

1. 一般检查 皮肤黏膜、毛发和指甲、出汗以及瞳孔。

2. 内脏及括约肌功能 胃肠功能，排尿障碍、下腹部膀胱区膨胀程度等。

3. 自主神经反射 竖毛试验、皮肤划痕试验、眼心反射、血压和脉搏的卧立位试验等。

小结速览

神经系统的
病史采集和
体格检查
- 病史采集 { 包括：主诉、现病史、既往史、家族史等
- 体格检查
  - 1. 一般检查：生命体征、营养状态等
  - 2. 意识状态：眼征、瘫痪体征、脑干反射等
  - 3. 精神状态和高级皮质功能检查
  - 4. 脑神经检查：嗅神经、视神经、动眼神经等
  - 5. 运动系统检查：肌容积，肌张力、肌力等

第五章 神经系统疾病的辅助检查

● **重点** 神经系统常用的影像学检查。
○ **难点** 神经电生理检查。
★ **考点** 腰椎穿刺的指征、脑脊液检查的特点。

第一节 腰椎穿刺和脑脊液检查

一、腰椎穿刺

1. 适应证 中枢神经系统感染，怀疑颅内异常，注入放射性核素行脑、脊髓扫描等。

2. 禁忌证 颅内压明显升高、明显出血倾向、怀疑后颅窝占位、脊髓严重受压功能处于临界状态者、局部感染。

3. 并发症及其防治

（1）低颅压综合征 多饮水和卧床休息，严重者每日滴注生理盐水 1000～1500ml。

（2）脑疝形成 脱水、利尿剂治疗。

（3）神经根痛 暂时性神经根痛，不需特殊处理等。

4. 操作和测压

（1）操作 选择 4～5 或 3～4 椎间隙进针，2% 利多卡因皮下麻醉。术后平卧 4～6 小时。

（2）压力 80～180mmH$_2$O，>200mmH$_2$O 提示颅内压增高；

＜80mmH$_2$O 提示颅内压降低。

二、脑脊液检查

成人脑脊液总量平均为 130ml，每天生成约 500ml，人体每天脑脊液更新 3～4 次。

1. 常规检查　性状（蛋白含量高时，呈黄色）、细胞数（单核细胞）。

2. 生化检查

（1）蛋白质　15～45mg/dl，减低见于脑脊液丢失、营养不良、身体极度虚弱。

（2）糖　与血糖水平有关，为血糖的 1/2～2/3，45～60mg/dl，糖增加见于糖尿病。

（3）氯化物　120～130mmol/L，异常基本以降低为主。

3. 特殊检查　细胞学检查、蛋白电泳、免疫球蛋白、寡克隆区带、病原学检查等。

第二节　神经系统影像学检查

一、头颅和脊柱 X 线平片

1. 头颅 X 线检查　主要观察颅骨的厚度、密度及各部位结构，颅缝的状态，颅底的裂和孔，蝶鞍及颅内钙化灶等。

2. 脊柱 X 线检查　主要观察脊柱的生理弯曲，椎体有无发育异常、骨质破坏、骨折、脱位、变形或骨质增生等。包括前后位、侧位和斜位。

二、数字减影血管造影

1. 全脑、脊髓血管造影术

	适应证	禁忌证
全脑血管造影术	颅内外血管性病变，自发性脑内血肿检查等	碘过敏者，严重出血倾向以及心功能不全者等
脊髓血管造影术	脊髓血管病变，蛛网膜下腔出血而脑血管造影阴性等	碘过敏者，严重高血压或动脉粥样硬化者等

2. 正常脑血管 DSA 表现　根据颅骨的自然标志来描述脑血管形态及走向。是血管成像的"金标准"。

3. 血管性病变 DSA 表现　颅内动脉瘤、脑动静脉畸形、颅内外动脉狭窄等。

三、电子计算机断层扫描

1. 基本原理与装置　各种组织对 X 线不同吸收系数，获得断层图像。

2. CT 扫描技术　CT 平扫、增强 CT、螺旋 CT 等。

3. 常见中枢神经系统病变的 CT 表现　脑血管疾病、颅内感染、颅内肿瘤、颅内损伤等。

四、磁共振成像

可清楚显示脊髓、脑干和后颅窝等处的病变。无电离辐射，对人体无放射性损害。

第三节 神经电生理检查

一、脑电图

1. 脑电图电极的安放

（1）电极的安放方法 可采用单极和双极的方法，置于双耳垂或乳突，共放置21个电极。

（2）特殊电极 蝶骨电极、鼻咽电极、深部电极。

2. 脑电图的诱发试验 睁闭眼诱发试验、过度换气、闪光刺激等。

3. 正常脑电图

（1）正常成人 清醒、安静、闭眼时脑电的基本节律是 8～13Hz 的 α 节律和 14～25Hz 的 β 节律。

（2）儿童 随年龄增加慢波逐渐减少，14～18 岁时接近成人。

（3）睡眠 非快速眼动相、快速眼动相。

4. 异常脑电图

弥漫性慢波	常见的异常表现，见于脑膜炎、缺氧性脑病等
局灶性慢波	局灶性脑实质功能障碍导致，见于局灶性癫痫、脑脓肿、血肿等
三相波	肝性脑病和其他中毒代谢性脑病等
癫痫样放电	50%以上患者发作间期也可见癫痫样放电，放电的不同类型提示不同的癫痫综合征

二、脑磁图

是对脑组织自发的神经磁场的记录。用声音、光和电刺激后探测和描记的脑组织神经磁场称为诱发脑磁场。

三、诱发电位

1. 躯体感觉、视觉、脑干听觉诱发电位

	躯体感觉诱发电位	视觉诱发电位	脑干听觉诱发电位
检测方法	刺激电极置于周围神经干体表部位	模式翻转刺激技术诱发和闪光刺激	异常判断标准：潜伏期延长，波间期延长，I/V波幅比>200%
波形命名	极性+平均潜伏期	正常情况下P100潜伏期最稳定而且波幅高，是最为可靠的成分	由5个波组成（依次为Ⅰ、Ⅱ、Ⅲ、Ⅳ、Ⅴ）
临床应用	确定脑死亡、诊断周围神经病（吉兰-巴雷综合征）	对多发性硬化患者可提供早期视神经损害	听力评价、多发性硬化、脑死亡的诊断等

2. 运动诱发电位 包括电刺激以及磁刺激，主要检测指标为各段潜伏期和中枢运动传导时间。

3. 事件相关电位 大脑对某种信息进行认知加工（注意、记忆和思维等）时，通过叠加和平均技术在头颅表面记录的电位。

四、肌电图和神经传导速度

1. 肌电图

（1）正常肌电图 静息状态、轻收缩状态、大力收缩状态。

（2）异常肌电图 插入电位的改变、异常自发电位、肌强直放电等。

2. 神经传导速度 用于评定周围神经传导功能的一项诊断技术，通常包括运动神经传导速度和感觉神经传导速度的测定。

3. F 波与 H 反射

（1）F 波 有助于周围神经病变的早期诊断、病变部位的确定。

（2）H 反射 用于吉兰 – 巴雷综合征、腰椎病、腰骶神经根病变的诊断。

4. 重复神经电刺激 是检测神经肌肉接头功能的重要手段，分为低频（≤5Hz）和高频（10～30Hz）。

第四节 头颈部血管超声检查

一、颈动脉超声检查

1. 颈动脉彩色多普勒超声观察指标

（1）二维图像的检测指标 血管的位置、血管壁结构、血管内径的测量。

（2）彩色多普勒血流量显像检测指标 血流方向、彩色血流的显像与血管病变的观察。

2. 临床应用 颈动脉粥样硬化、锁骨下动脉盗血综合征、先天性颈内动脉肌纤维发育不良等。

二、经颅多普勒超声检查（TCD）

（一）检查方法

1. 颅内动脉检查方法 2MHz 探头用于检查颅内动脉。最常用的检查部位是颞窗、枕窗和和眼窗。

2. 颅外动脉检查方法 4MHz 探头在颈部检查颈总动脉、

颈内动脉颅外段、颈外动脉、锁骨下动脉近端等。

3. TCD 检测参数 包括检测深度、血流方向、血流速度、搏动指数和频谱形态等。

（二）TCD 的临床应用

颅内、外动脉狭窄或闭塞的诊断、微栓子监测、评价右向左分流、评价脑血管舒缩反应性、评估卧立位血压变化与脑血流动态调节等。

第五节　放射性核素检查

一、单光子发射计算机断层

1. 基本原理 静脉注射可通过血脑屏障的放射性显像剂，应用设备采集信息和重建图像。

2. 临床应用 短暂性脑缺血发作、癫痫、痴呆以及椎体外系疾病等。

二、正电子发射计算机断层

1. 基本原理 将发射正电子的放射性核素如 ^{18}F 标记的氟代脱氧葡萄糖（ $^{18}F-FDG$ ）引入体内，通过血液循环到达脑部而被摄取。

2. 临床应用 癫痫、痴呆、帕金森病以及肿瘤等。

第六节　脑、神经和肌肉活组织检查

一、脑活组织检查

1. 通过取材局部脑组织进行病理检查的一种方法，取材方式分为手术活检和立体定向穿刺活检，取决于病变的部位。

2. 主要用于感染性疾病抗感染治疗效果不明显，疑诊遗传代谢性疾病等。

二、神经活组织检查

1. 常用腓肠神经活组织检查，有助于确定周围神经病变的性质和病变程度的判断。

2. 适用于各种原因所致的周围神经病，儿童的适应证还可包括疑诊异染性脑白质营养不良等。

三、肌肉活组织检查

1. 常用的病理检查手段，可根据需要进行处理和染色，光镜或电镜下观察。染色方法主要有组织学染色、组织化学染色、免疫组化染色和生物化学染色等。

2. 主要适用于肌肉疾病的诊断、鉴别神经源性或肌源性肌损害等。

第七节 基因诊断技术

一、基因诊断常用的技术

主要包括核酸分子杂交技术、聚合酶链反应扩增技术、DNA 测序、基因芯片技术等。

二、基因诊断的临床意义

1. 遗传性疾病 为单基因遗传疾病的诊断、表型多样性疾病的基因分型提供依据等。

2. 感染性疾病 病毒感染、细菌感染、螺旋体感染等。

3. 药物基因组学的临床应用 通过分析 DNA 的遗传变异和监测基因表达谱，探讨对药物反应的个体差异等。

第八节 神经系统主要辅助检查的选择原则

检测方法	适应证	优点	缺点
脑脊液检查	中枢神经系统感染、蛛网膜下腔出血的判断	简便，费用低	有创检查
头颅 X 线平片	颅骨病变	简便，费用低	分辨率低
CT 扫描	颅内疾病、螺旋CT 可以血管成像	快速，安全，显影清楚	分辨差
磁共振成像	脊髓疾病、脑梗死	显示结构清晰	耗时，费用较高
单光子发射计算机体层扫描成像	癫痫、痴呆	显示结构影像	组织结构显示不满意
数字减影血管造影	颅内外血管狭窄、动脉瘤	血管结构清楚	费用高
经多普勒超声检查	颅内高压	简便，费用低	特异性差
活组织检查	周围神经和肌肉病变	定性诊断帮助大	有些疾病尚不能确定

小结速览

神经系统疾病的辅助检查 {

腰椎穿刺和脑脊液检查 {
1. 腰椎穿刺并发症：低颅压综合征、脑疝形成、神经根痛
2. 脑脊液检查：常规检查、生化检查（蛋白质、糖、氯化物）、特殊检查
}

神经系统影像学检查 {
1. 头颅和脊柱 X 线平片
2. 数字减影血管造影
3. 电子计算机断层扫描
4. 磁共振成像
}

神经电生理检查 {
1. 脑电图：电极的安放、诱发试验（睁闭眼、过度换气、闪光刺激）
2. 脑磁图
3. 诱发电位：躯体感觉、视觉诱发、脑干听觉诱发等
4. 肌电图和神经传导速度
}

头颈部血管超声检查 {
1. 颈动脉超声检查
2. 经颅多普勒超声检查
}

放射性核素检查 {
1. 单光子发射计算机断层
2. 正电子发射计算机断层
}

脑、神经和肌肉活组织检查 {
1. 脑活组织检查
2. 神经活组织检查
3. 肌肉活组织检查
}

基因诊断技术 {
1. 基因诊断常用的技术：核酸分子杂交技术、DNA 测序
2. 基因诊断的临床意义：单基因遗传疾病的诊断等
}

神经系统主要辅助检查的选择原则
}

第六章　神经心理学检查

● **重点**　神经心理学的检查方法。
○ **难点**　常用的神经心理学量表。
★ **考点**　认知功能评定的方法。

第一节　神经心理学检查在神经科的
应用及意义

一、神经心理学的概念

神经心理学是心理学与神经科学交叉的一门学科，它从神经科学的角度来研究心理学的问题，把脑当作心理活动的物质本体来研究脑与心理或脑与行为的关系。

二、神经心理学的意义

主要包括为认知功能障碍患者的诊断和治疗提供依据、为脑损伤患者康复治疗方案的制订和康复状况的评估提供依据等。

三、神经心理学检查方法

主要包括问诊及体格检查、神经心理学量表以及基于计算机的神经心理测查。

第二节　常用的神经心理学量表 及其检查方法

一、认知功能评定

总体认知功能评定	简易精神状态评价量表、蒙特利尔认知评估量表、Mattis 痴呆评估量表等
记忆功能评定	记忆的分类、床边检查、记忆功能检测量表（韦氏记忆量表）等
失语症检查	汉语失语成套测试、波士顿诊断性失语症检查汉语版
视觉失认症检查	物体、面孔、颜色和空间失认
失用症检查	床边检查、动作模仿、实物操作
忽视症检查	线段划消、线段等分、自发画钟、临摹图画等
执行功能检查	威斯康星卡片分类测验、Stroop 测试、词语流畅性测验等
视空间能力检查	画钟试验、绘制连锁图形（例如数字"8"）、积木测验等
社会认知检查	错误信念任务、失言察觉任务、眼区阅读测验成人版和复杂人际情况识别测验等

二、非认知功能评定量表

　　非认知功能障碍表现为疾病的原发障碍或伴随疾病共生的状态，包括神经精神症状问卷、日常生活活动量表、社会功能调查表、抑郁自评量表、焦虑自评量表以及匹兹堡睡眠质量指数量表等。

小结速览

神经
心理学
检查

神经心理学检查
在神经科的应用
及意义

1. 检查方法：问诊、体格检查、神经
   心理学量表等
2. 意义：为患者诊断和治疗提供依据，
   为康复治方案和状况提供依据

常用的神经
心理学量表
及其检查方法

1. 认知功能评定：总体认知功能评定、
   记忆功能评定、失语症检查等
2. 非认知功能评定量表：神经精神症状
   问卷、日常生活活动量表等

第七章　神经系统的诊断原则

第一节　诊疗程序

一、定位诊断

1. 概述　定位诊断是根据疾病所表现的神经系统症状、体征，再结合神经解剖、神经生理和神经病理等方面的知识确定疾病损害的部位。

2. 不同部位神经病损的临床特点

（1）大脑病变　主要有意识水平和内容及精神障碍、偏瘫、偏身感觉障碍。同时可出现肌张力改变、运动异常及不自主运动等锥体外系症状。

（2）脑干病变　一侧脑干损伤出现同侧脑神经支配区的肌肉麻痹和感觉障碍，对侧肢体瘫痪、感觉障碍（交叉性运动感觉障碍）；双侧脑干损伤表现为两侧脑神经、锥体束、传导束受损的症状。

（3）小脑病变　小脑蚓部损害主要引起躯干的共济失调，小脑半球损害则引起同侧肢体的共济失调。有时可出现小脑性语言和辨距不良。

（4）脊髓病变　横贯性脊髓损伤可出现受损平面以下运动、感觉、自主神经功能障碍；脊髓的单侧损害，表现为病变平面以下对侧痛、温觉减退或丧失等。

（5）周围神经病变　多为混合神经，受损后出现相应支配区的感觉、运动、自主神经障碍，下运动神经元瘫痪、腱反射减弱或消失。

（6）肌肉病变　肌无力、肌萎缩、肌痛等，无明显的感觉障碍。

二、定性诊断

1. 概述　定性诊断是确定疾病病因（性质）的诊断。它建立在定位诊断的基础上，将年龄、性别、病史特点、体检所见以及各种神经影像学等辅助检查结合在一起进行综合分析。

2. 不同疾病的临床特点

（1）血管性疾病　起病急骤，发病数分钟到数天内症状达到高峰，多有高血压、糖尿病等病史。

（2）感染性疾病　急性或亚急性发病，病后数日至数周发展到高峰，神经系统症状比较弥散。

（3）变性疾病　起病缓慢，各年龄段均可发病。

（4）外伤　起病急，详细询问外伤经过。X线及CT检查有助于诊断。

（5）肿瘤　大多起病缓慢，病情逐渐加重，常有头痛、呕吐、视盘水肿等颅内压增高的表现，可有局灶性定位症状和体征。

（6）脱髓鞘性疾病　急性或亚急性起病，病灶分布弥散，多有复发缓解倾向。

（7）代谢和营养障碍性疾病　发病缓慢、病程长，有营养代谢异常的诱因，常有其他脏器（肝脾、血液、视网膜）受损。

（8）其他 中毒和遗传性疾病等。

第二节 临床思维方法

临床思维的培养应以循证医学理念为指导，要求临床医师应用已掌握的医学理论知识和临床经验，结合患者的临床资料进行综合分析、逻辑推理。正确的临床思维是医师长期从事临床实践的经验总结，也是临床医师的基本功。

小结速览

神经系统的诊断原则
{
　诊疗程序
　{
　　1. 定位诊断临床特点：大脑病变（精神障碍）、脑干病变（躯干共济失调）、小脑病变等
　　2. 定性诊断临床特点：血管性疾病、感染性、变性疾病等
　}
　临床思维方法
}

第八章　头痛

● **重点**　低颅压性头痛治疗。
○ **难点**　偏头痛诊断、紧张型头痛的诊治。
★ **考点**　偏头痛治疗。

第一节　概述

一、概述

头痛是临床常见的症状，通常指局限于头颅上半部，包括眉弓、耳轮上缘和枕外隆突连线以上部位的疼痛。

二、头痛的发病机制

1. 头痛的发病机制　复杂，主要是由于颅内、外痛敏结构内的痛觉感受器受到刺激，经痛觉传导通路传导到达大脑皮质而引起。

2. 头痛的解剖学基础

颅骨为界分为
颅内和颅外
$\left\{\begin{array}{l}颅外疼痛敏感结构：颅外动脉、肌肉和神经末梢\\ 颅内痛敏结构：颅底动脉及其分支、硬脑膜 A、\\ \quad 静脉窦、颅神经根（三叉神经、面神经、舌咽\\ \quad 神经及迷走神经等）和 C_2、C_3\end{array}\right.$

三、头痛的分类

1. 根据发病缓急　急性头痛、亚急性头痛、慢性头痛。

2. 根据严重程度　轻度头痛、中度头痛、重度头痛。

3. 病因　原发性头痛、继发性头痛。

四、头痛的诊断

1. 详细询问病史和家族史。

2. 头痛的特点。

3. 详细的体格检查。

4. 辅助检查　CT、MRI 和脑脊液检查等。

五、头痛的治疗

1. 对症治疗。

2. 病因治疗。

3. 预防头痛的发作。

第二节　偏头痛

一、概述

偏头痛是反复发作的一侧波动性头痛，一般持续 4～72 小时，也是临床最常见的原发性头痛。

二、病因

1. 内因　遗传易感性、内分泌因素。

2. 外因　环境因素、食物、饥饿、睡眠障碍、气候变化、精神刺激等可诱发头痛发作。

三、发病机制

1. 血管学说 认为偏头痛由血管舒缩功能障碍引起。目前认为血管扩张只是伴随现象，非必要条件。

2. 神经学说 认为偏头痛由皮质扩展性抑制引起。另外，5-羟色胺受体激动剂可在有效抗偏头痛药中起作用。

3. 三叉神经血管学说 三叉神经节及其纤维受刺激后，可引起一些活性物质作用于邻近脑血管壁，引起血管扩张，出现搏动性头痛等。

4. 视网膜-丘脑-皮质机制 与感觉模式失调有关的疾病。

四、临床表现

无先兆偏头痛	最常见，反复发作的一侧或双侧额颞部疼痛，呈搏动性。常伴恶心、呕吐、头皮触痛等症状
有先兆偏头痛	典型先兆偏头痛：完全可逆的视觉、感觉或言语症状，无肢体无力表现
	脑干先兆性偏头痛：症状源自脑干，构音障碍、眩晕、耳鸣、共济失调，但无运动无力症状
	偏瘫性偏头痛：先兆症状持续5分钟~24小时，症状完全可逆
	视网膜性偏头痛：反复发生的完全可逆的单眼视觉障碍，包括闪烁、暗点，发作间期眼科检查正常

续表

慢性偏头痛	每月头痛发作超过 15 天，连续 3 个月或以上，且每月至少有 8 天的头痛
偏头痛并发症	偏头痛持续状态：发作持续时间≥72 小时，睡眠或药物应用可获得短暂缓解期
	无梗死的持续先兆：患者在一次发作中出现一种先兆或多种先兆症状持续 1 周以上，多为双侧性
	偏头痛性脑梗死：在症状后出现颅内相应供血区的缺血性梗死，常持续 60 分钟以上
	偏头痛先兆诱发的痫性发作：极少数，发作发生在先兆症状中或后 1 小时以内
偏头痛前驱的儿童周期性综合征	可视为偏头痛等位症，临床可见腹型偏头痛、良性儿童期发作性眩晕。发作时不伴有头痛，随着时间的推移可发生偏头痛

五、诊断

1. 无先兆偏头痛

（1）符合（2）~（4）特征的至少 5 次发作。

（2）头痛持续 4~72 小时（未经治疗或治疗无效）。

（3）至少有下列 2 项特征　①单侧性；②搏动性；③程度为中度或重度；④日常活动（走路或爬楼梯）会加重头痛。

（4）发作伴有下列 1 项　①恶心和（或）呕吐；②畏光和畏声。

（5）不能归因于其他疾病。

2. 有先兆偏头痛

（1）符合（2）~（4）特征的至少 2 次发作。

（2）至少出现以下 1 项　①视觉症状，阳性表现（闪光、斑点或线条）、阴性表现（视野缺损）；②感觉异常，阳性表现（如针刺感）、阴性表现（麻木感）；③语言障碍；④运动症状；⑤脑干症状；⑥视网膜症状。

（3）至少满足以下 2 项　①至少 1 个先兆逐渐发展 ≥ 5 分钟和（或）至少 2 个先兆症状连续出现；②每个先兆持续时间 5 ~ 60 分钟；③至少 1 个先兆症状是单侧的；④头痛伴随先兆发生，或发生在先兆之后，间隔时间少于 60 分钟。

（4）无其他致头痛因素。

3. 慢性偏头痛

（1）每月头痛 ≥ 15 天，持续 3 个月以上，且符合标准（2）和（3）。

（2）至少有 5 次发作符合无先兆偏头痛标准的（2）~（4）和（或）有先兆偏头痛诊断标准的（2）和（3）。

（3）头痛持续 3 个月以上，每月发作 ≥ 8 天且符合下列任 1 项。①无先兆偏头痛标准的（3）和（4）；②有先兆偏头痛诊断标准的（2）和（3）。

（4）不能归因于其他疾病。

六、治疗

1. 发作期治疗

（1）轻 - 中度头痛　单用非甾体类抗炎药，如阿司匹林、布洛芬、双氯芬酸等。如合并有心脏病、周围血管病或妊娠期偏头痛，则可给予哌替啶治疗。

（2）中 - 重度头痛　麦角类与曲普坦类。

（3）伴随症状　严重呕吐者可给予小剂量奋乃静、氯丙嗪等对症治疗。

2. 预防性治疗　预防性药物包括钙离子拮抗剂、美托洛尔等。药物治疗应小剂量单药开始，缓慢加量至合适剂量，同时注意副作用。有效的预防性治疗需要持续约 6 个月，之后可缓慢减量或停药。

第三节 丛集性头痛

一、概述

丛集性头痛是一种原发性神经血管性头痛，常在一天内固定时间发作，可持续数周至数月。

二、临床表现

1. 男性多见，为女性的 4 ~ 5 倍。

2. 突然发生，几乎发生于每日同一时间，常在晚上发作。持续 15 分钟至 3 小时，从一日 8 次至隔日 1 次。

3. 头痛位于一侧眶周、眶上、眼球后和颞部，有结膜充血、瞳孔缩小、神经麻痹等症状。

4. 常发生在春季和秋季，可有数月或数年的间歇期。

三、诊断

根据丛集性头痛患者临床表现的特点，神经影像学检查排除引起头痛的颅内器质性疾患，可做出丛集性头痛的诊断。

四、治疗

1. 急性期治疗 首选吸氧疗法，流速 10 ~ 12L/min，10 ~ 20 分钟。必要时予以 4% ~ 10% 利多卡因 1ml 经患侧鼻孔滴入或双氢麦角碱静脉注射。

2. 预防性治疗 一旦诊断，立即给予预防性治疗，预防
药物包括维拉帕米、糖皮质激素和锂制剂等。

第四节 紧张性头痛

一、概述

1. 以往称紧张性头痛或肌肉收缩性头痛，是原发性头痛中
最常见的类型。

2. 病因与发病机制 与周围性疼痛机制、中枢性疼痛机制
有关。应激、紧张、抑郁等加重紧张型头痛。

二、临床表现

1. 两性均可患病，女性多于男性。

2. 头痛部位不定，疼痛为持续性中度钝痛，伴有失眠、焦
虑、畏光、畏声等症状。

3. 体检可发现疼痛部位肌肉触痛或压痛点，颈肩部肌肉有
僵硬感，捏压时肌肉感觉舒适、早晨或起床不久可感到头部不
适，下午更重或昼夜不缓解。

4. 疼痛期间日常生活不受影响。

三、诊断

根据患者的临床表现，排除头颈部疾病如颈椎病、占位性
病变和炎症性疾病等，通常可以确诊。

四、治疗

1. 药物治疗 对症治疗（阿司匹林、乙酰氨基酚）、预防
治疗（三环类抗抑郁药）等。

2. 非药物治疗 松弛治疗、物理治疗、生物反馈和针灸治疗等。

第五节 药物过度使用性头痛

一、概述

又称药源性头痛、药物误用性头痛，在发作期过度使用急性对症药物（通常超过 3 个月），促使原有头痛如偏头痛或紧张型头痛转为慢性，头痛往往较为严重，致残率和疾病负担较高。

二、临床表现

1. 女性多见，多见于 30 岁以上患者。
2. 头痛每天发生或几乎每天发生，患者往往有焦虑、抑郁等情绪障碍或药物滥用的家族史。

三、诊断

包括：①头痛≥15 天/月；②规律过度使用一种或多种药物治疗超过 3 个月；③不能归因于 ICHD-3 的其他诊断。

四、治疗

1. 撤去过度使用的药物 曲坦类、麦角类、阿司匹林等可立即撤去。阿片类、苯巴比妥类需缓慢撤去。

2. 预防性治疗 托吡酯和局部注射 A 型肉毒毒素治疗有效。

3. 治疗戒断症状 恶心、呕吐、戒断性头痛等，持续 2～10 天，也可持续 4 周。根据症状行对症治疗。

4. 行为治疗 生物反馈、松弛训练、压力管理和认知行为治疗等。

第六节 低颅压性头痛

一、概述

低颅压性头痛是脑脊液压力降低（$<60mmH_2O$）导致的头痛，多为体位性。患者常在直立 15 分钟内出现头痛或头痛明显加剧，卧位后头痛缓解或消失。

二、病因

血管舒张障碍、硬膜或腰椎穿刺、脑室分流术、低血压等都可引起。

三、临床表现

1. 见于各种年龄，自发性者多见于体弱女性。

2. 头痛以双侧枕部或额部多见，立位时出现或加重，卧位时减轻或消失，头痛多在变换体位后 15～30 分钟内出现。也可出现硬膜下出血、意识障碍等。

四、辅助检查

1. 脑脊液检查 腰穿脑脊液压力 $<60mmH_2O$，蛋白质、糖和氯化物正常。

2. 神经影像学 颅脑 MRI 检查可表现为弥漫性硬脑膜强化、硬膜下积液等。大多数自发性脑脊液漏发生在颈、胸椎连接处水平或在胸椎处。

五、诊断

根据体位性头痛的典型临床特点应疑诊低颅压头痛，腰穿测定脑脊液压力降低（<60mmH_2O）可以确诊。

六、治疗

1. 病因治疗 控制感染、纠正脱水和糖尿病酮症酸中毒等。

2. 药物治疗 咖啡因可阻断腺苷受体，缓解头痛。

3. 硬膜外血贴疗法 可压迫硬膜囊和阻塞脑脊液漏出口，迅速缓解头痛。

4. 对症治疗 卧床休息、大量饮水、静脉补液等。

小结速览

头痛
- 分类：发病缓急（急性、亚急性、慢性）严重程度（轻、中、重度）、病因（原发性、继发性）
- 偏头痛
  - 1. 临床表现：无先兆（恶心、呕吐）有先兆（构音障碍、共济失调）等
  - 2. 治疗：发作期（阿司匹林、麦角类、小剂量奋乃静）、预防性治疗钙离子拮抗剂、美托洛尔）
- 丛集性头痛
  - 1. 临床特点：男性多见，常发生在春秋季
  - 2. 治疗：急性期治疗（吸氧疗法、利多卡因）、预防性治疗（维拉帕米、糖皮质激素）
- 紧张性头痛
  - 1. 临床表现：女性多于男性
  - 2. 治疗：药物治疗（阿司匹林、三环类抗抑郁药）、非药物（物理、生物反馈）等
- 药物过度使用性头痛
  - 1. 临床表现：女性多见，几乎每天发生
  - 2. 治疗：撤去过度使用的药物、预防性（托吡酯和局部注射A型肉毒毒素）等
- 低颅压性头痛
  - 1. 低颅压性头痛检查：脑脊液检查、神经影像学检查
  - 2. 低颅压性头痛治疗：病因治疗、药物治疗（咖啡因）、硬膜外血贴疗法、对症治疗

第九章　脑血管疾病

第一节　概述

一、病因

1. 血管壁病变　以高血压性动脉硬化和动脉粥样硬化所致的血管损害最为常见。

2. 心脏病和血流动力学改变　如心肌病及心律失常，特别是心房纤颤。

3. 血液成分和血液流变学改变　与血液凝固性增加、出血倾向等因素有关。

4. 其他病因　包括空气、脂肪、癌细胞和寄生虫等栓子，脑血管受压、外伤、痉挛等。

二、脑血液循环调节及病理生理

1. 脑是机体代谢最旺盛的器官。在安静状态下流经脑组织的血液为 50～100ml/（100g·min），占每分心搏出量20%，能量主要来自葡萄糖有氧代谢，几乎无能量储备。

2. 不同脑组织细胞对缺血缺氧性损害的敏感性不同，神经元最不能耐受，其次经胶质细胞，最后为血管内皮细胞。

3. 脑组织的血流量分布不均，灰质血流量高于白质，大脑皮质血供最丰富，其次为基底节和小脑皮质。

4. 脑血流具有自身调节功能。在正常情况下，平均动脉压在 50～150mmHg 范围内脑血流保持不变。

三、诊断与处理原则

1. 以下症状突然出现时应考虑脑卒中的可能

（1）一侧肢体（伴或不伴面部）无力或麻木。

（2）一侧面部麻木或口角歪斜。

（3）说话不清或理解语言困难。

（4）双眼向一侧凝视。

（5）一侧或双眼视力丧失或模糊。

（6）眩晕伴呕吐。

（7）既往少见的严重头痛呕吐。

（8）意识障碍或抽搐。

但单纯依靠症状和体征等临床表现不能完全区别缺血性或出血性脑血管病，必须依靠脑 CT 等神经影像学检查才能作出鉴别诊断。

2. 处理

（1）急性脑卒中的治疗主要是一般内科支持治疗和处理卒中合并症。患者发病后是否及时送达医院并获得早期诊断和早期治疗，是能否达到最好救治效果的关键。

（2）对疑似卒中患者的初始评估包括气道、呼吸及循环，以便发现需要立即干预抢救的情况。

四、缺血性脑卒中的病因分型

（一）TOAST 分型

1. 大动脉粥样硬化（LAA）

（1）临床表现　包括如失语、忽视、意识改变及运动障碍等皮质损害；间歇性跛行、同一血管支配区域的 TIA、颈部血管杂音或搏动减弱等病史支持该亚型的诊断。

（2）头部影像学（CT 或 MRI）表现　大脑皮质、脑干、小脑或半球皮质下梗死灶直径 >1.5cm。

（3）辅助检查　颈部血管彩色超声或 DSA 显示，颅内或颅外大动脉狭窄 >50%，但应排除心源性栓塞的可能。

2. 心源性栓塞　对于存在心源性栓塞中度危险因素且无其他病因的患者，应定为"可能"心源性栓塞。

3. 小动脉闭塞　此亚型在其他分型方法中被称为腔隙性梗死。

（1）临床表现　临床表现为腔隙综合征，包括共济失调轻偏瘫综合征、构音障碍 – 手笨拙综合征等，无大脑皮质受累的表现。有高血压、糖尿病病史者支持该型诊断。

（2）CT 或 MRI 检查　无异常发现，脑干、皮质下梗死灶直径 <1.5cm。若患者有潜在的心源性栓子或同侧颈内动脉颅外段狭窄 >50%，可排除该亚型诊断。

4. 有其他明确病因　临床和影像学表现为急性缺血性脑卒中，辅助检查可提示有关病因。但应排除心源性栓塞型和大动脉粥样硬化型。

5. 不明原因型　经全面检查未发现病因者，辅助检查不完全者或存在两种或多种病因，不能确诊者。

（二）CISS 分型

1. 大动脉粥样硬化（LAA）　包括主动脉弓和颅内/颅外大动脉粥样硬化。

2. 心源性卒中（CS）　潜在病因包括二尖瓣狭窄，心脏瓣膜置换，既往 4 周内的心肌梗死，病窦综合征，扩张性心肌病，射血分数 <35% 等。

3. 穿支动脉疾病（PAD）　由于穿支动脉口粥样硬化或小动脉纤维玻璃样变所导致的急性穿支动脉区孤立梗死灶称为穿

支动脉疾病。诊断标准如下。

（1）与临床症状相吻合的发生在穿支动脉区的急性孤立梗死灶，不考虑梗死灶大小。

（2）载体动脉无粥样硬化斑块（HRMR）或任何程度狭窄（TCD MRA、CTA 或 DSA）。

（3）同侧近端颅内或颅外动脉有易损斑块或 >50% 的狭窄，孤立穿支动脉急性梗死灶归类到不明原因（多病因）。

（4）有心源性栓塞证据的孤立穿支动脉区梗死灶归类到不明原因（多病因）。

（5）排除了其他病因。

4. 其他病因（OE） 存在其他特殊疾病（遗传性疾病、血液系统疾病等）的证据，这些疾病与本次卒中相关，且可通过血液学检查、脑脊液检查以及血管影像学检查证实，同时排除了大动脉粥样硬化或心源性卒中的可能性。

5. 病因不确定（UE）

（1）单病因 未发现能解释本次缺血性卒中的病因。

（2）多病因 发现两种以上病因，但难以确定哪一种与该次卒中有关。

（3）无确定病因 未发现确定的病因，或有可疑病因但证据不够强，除非再做更深入的检查

（4）检查欠缺 常规血管影像或心脏检查都未能完成难以确定病因。

第二节 短暂性脑缺血发作

一、概述

短暂性脑缺血发作（TIA）是由于局部脑或视网膜缺血引

起的短暂性神经功能缺损，临床症状一般不超过 1 小时，最长不超过 24 小时。

二、病因

与动脉粥样硬化、动脉狭窄、心脏病、血液成分改变及血流动力学变化等多种病因有关。

三、临床表现

1. 一般特点 好发于中老年人，男性多于女性，发病突然，局部脑或视网膜功能障碍历时短暂，最长时间不超过 24 小时，不留后遗症状。

2. 颈内动脉系统 TIA 神经功能缺损的中位持续时间为 14 分钟，受累血管不同可出现对侧肢体的单瘫、情感障碍、视物模糊等。

3. 椎－基底系统 TIA 中位持续时间为 8 分钟，最常见眩晕、跌倒发作、短暂性全面遗忘症（记忆丧失）、双眼视力障碍等。

四、鉴别诊断

脑梗死	神经功能缺损症状已持续存在超过 1 小时，通常应考虑脑梗死诊断
癫痫的部分性发作	持续数秒至数分钟的肢体抽搐或麻木针刺感；脑电图，CT/MRI 有助于检查
梅尼埃病	眩晕、恶心，但每次发作持续时间往往超过 24 小时，伴有耳鸣、耳阻塞感等
心脏疾病	阿－斯综合征，出现头昏、晕倒，但无神经系统局灶性症状和体征

五、治疗

1. 药物治疗

（1）抗血小板治疗　可服用阿司匹林、氯吡格雷、双嘧达莫。

（2）抗凝治疗　包括肝素、低分子肝素、华法林及新型口服抗凝药。

（3）扩容治疗及溶栓治疗等。

2. 外科治疗和血管介入治疗　适合颈动脉内膜切除术或颈动脉血管成形和支架置入术者，最好在 48 小时之内手术，不应延误治疗。

第三节　脑梗死

一、大动脉粥样硬化型脑梗死

（一）概述

动脉粥样硬化是脑梗死最常见的病因，约占 16%，近 2/3 由颈动脉病变所致。

（二）病因

与动脉粥样硬化（根本病因）、高血压、高脂血症、吸烟等病因有关。

（三）病理

12～24 小时，神经元核裂解，细胞质嗜红。1～2 天后，大量毛细血管和内皮细胞增生。3～5 天后，脑疝形成。7～14 天出现液化的蜂窝状囊腔。3～4 周后，小病灶形成胶质瘢痕，大病灶形成中风囊。

（四）临床表现

1. 一般特点 多见于中老年，常在安静或睡眠中发病。患者一般意识清楚，当出现大面积梗死可出现意识障碍，危及生命。

2. 不同脑血管闭塞的临床特点

（1）颈内动脉闭塞 单眼一过性黑矇，偶见永久性失明，颈部触诊可发现颈动脉搏动减弱或消失，听诊有时可闻及血管杂音等。

（2）大脑中动脉闭塞 主干闭塞（对侧偏瘫、偏身感觉障碍、偏盲等）、皮质支闭塞（分为上部分支闭塞、下部分支闭塞）、深穿支闭塞（最常见的是纹状体内囊梗死）等。

（3）大脑前动脉闭塞

分出前交通动脉后的主干闭塞	①可因对侧动脉的侧支循环代偿而不出现症状；②双侧动脉起源于同一个大脑前动脉主干时，就会造成双侧大脑半球的前、内侧梗死，导致双下肢截瘫、大小便失禁、意志缺失、运动性失语和额叶人格改变等
分出前交通动脉后的大脑前动脉远端闭塞	导致对侧的足和下肢的感觉运动障碍，而上肢和肩部的瘫痪轻，面部和手部不受累。可有尿失禁（旁中央小叶受损）、淡漠、反应迟钝、欣快和缄默等（额极与胼胝体受损），对侧出现强握及吸吮反射和痉挛性强直（额叶受损）
皮质支闭塞	对侧中枢性下肢瘫，可伴感觉障碍（胼周和胼缘动脉闭塞）；对侧肢体短暂性共济失调、强握反射及精神症状（眶动脉及额极动脉闭塞）
深穿支闭塞	对侧中枢性面舌瘫、上肢近端轻瘫（内囊膝部和部分内囊前肢受损）

（4）大脑后动脉闭塞 主干闭塞表现为对侧同向性偏盲、偏身感觉障碍，不伴偏瘫；大脑后动脉起始段的脚间支闭塞导致中脑大脑脚梗死引起偏瘫。

（5）椎-基底动脉闭塞　基底动脉或双侧椎动脉闭塞导致脑干梗死，出现眩晕、呕吐、四肢瘫痪、共济失调、肺水肿、消化道出血、昏迷和高热等。脑桥病变出现针尖样瞳孔。

3. 特殊类型的脑梗死

（1）大面积脑梗死　常为病灶对侧完全性偏瘫、偏身感觉障碍及向病灶对侧凝视麻痹。

（2）分水岭脑梗死　通常症状较轻、纠正病因后病情易得到有效控制。

（3）出血性脑梗死　常见于大面积脑梗死后。

（4）多发性脑梗死　≥2 个供血系统脑血管闭塞引起的梗死。一般由反复多次发生脑梗死所致。

（五）辅助检查

所有患者应做的辅助检查项目：①脑 CT 平扫或 MRI；②血糖；③全血细胞计数、PT、INR 和 APTT；④肝肾功能，电解质，血脂；⑤肌钙蛋白、心肌酶谱等心肌缺血标志物；⑥氧饱和度；⑦心电图；⑧胸部 X 线检查。

1. 脑 CT　是最重要的初始检查。发病 24 小时后逐渐显示低密度梗死灶，2～15 天见均匀片状或楔形明显低密度灶等。

2. MRI　可清晰显示早期缺血性梗死，梗死灶 T_1 呈低信号、T_2 呈高信号，出血性梗死时 T_1 加权像有高信号混杂。

3. DSA 和 MRA　可显示血管狭窄、闭塞的部位。

4. 其他　超声心动图可以除外心源性栓子导致的脑栓塞。经颅多普勒超声可以评价血管情况，估计预后等。

（六）诊断及鉴别诊断

诊断：①需明确是否为卒中；②明确是缺血性还是出血性脑卒中；③明确是否适合溶栓治疗。

1. 脑出血　多在活动中起病，进展迅速，几小时内达到高峰，CT 确诊。

2. 脑栓塞　起病急，局灶性体征在数秒至数分钟达到高峰，有心脏病史，尤其是房颤，心动图可以确诊。

3. 颅内占位　CT、MRI 可以除外。

	脑梗死	脑出血
年龄	>60 岁	<60 岁
起病状态	安静或睡眠中	活动中
起病速度	10 余小时或 1～2 天达到高峰	10 分钟至数小时症状达到高峰
全脑症状	轻或无	颅高压表现
意识障碍	无或较轻	多见且较重
神经体征	多为非均等性偏瘫	多为均等性偏瘫
头颅 CT	脑实质内低密度灶	脑实质内高密度灶
脑脊液	无色透明	可有血性

（七）治疗

1. 一般处理　吸氧和通气支持（饱和度 >94%）、心脏监测和心脏病变处理、体温控制、血压控制、血糖控制及营养支持。

2. 特异性治疗　静脉溶栓（rt – PA、尿激酶）、血管内介入治疗（动脉溶栓、机械取栓、血管成形及支架术）、抗血小板治疗（阿司匹林、氯吡格雷）、抗凝治疗、脑保护治疗（自由基清除剂、阿片受体阻断剂）等。

3. 急性期合并症处理　脑水肿和颅内压增高（甘露醇、呋塞米）、梗死后出血（除非合并心脏机械瓣膜，症状性脑出血后至少 4 周内应避免抗凝治疗）、癫痫（不推荐预防性应用抗癫痫药物）、感染（选用敏感抗生素）等。

4. 早期康复治疗 卒中发病 24 小时内不应进行早期、大量的运动。待病情稳定的情况下应尽早开始坐、站、走等活动。

5. 早期开始二级预防 通常规定卒中发病 2 周后即进入恢复期。

二、心源性脑栓塞

（一）概述

脑栓塞是指各种栓子随血流进入脑动脉，使血管急性闭塞或严重狭窄，导致局部脑组织缺血、缺氧性坏死，而出现相应神经功能缺损的一组临床综合征。

（二）病因

非瓣膜性心房颤动（最常见）、风湿性心脏病、急性心肌梗死、感染性心内膜炎、非细菌性血栓性心内膜炎等。

（三）临床表现

1. 可发生于任何年龄，多在活动中急骤起病，神经功能缺损体征在数秒至数分钟达到高峰。

2. 易复发和出血，早期出现意识障碍，但可迅速缓解。

3. 大多数心源性脑栓塞患者伴有心房颤动、风湿性心脏病等。大约 1% 心源性脑栓塞同时并发全身性栓塞，出现肾栓塞（腰痛、血尿等）、肠系膜栓塞（腹痛、便血等）和皮肤栓塞（出血点或瘀斑）等疾病表现。

（四）诊断

1. 初步诊断 根据骤然起病，数秒至数分钟达到高峰，出现偏瘫、失语等局灶性神经功能缺损，既往有栓子来源的基础疾病，CT 或 MRI 检查排除脑出血和其他病变等。

2. 明确诊断 血管影像学检查证实没有与脑梗死神经功能缺损相对应的颅内或颅外大血管动脉粥样硬化性狭窄（>50%），或同时出现多个血管支配区的梗死灶，或合并身体其他脏器栓塞。

（五）治疗

1. 脑栓塞治疗　急性期一般不推荐抗凝治疗；大部分心房颤动导致的卒中患者在发病4～14天口服抗凝治疗等。

2. 原发病治疗　感染性栓塞（抗生素）、非细菌性血栓性心内膜炎（肝素、低分子肝素）、心房黏液瘤（手术切除）等。

三、小动脉闭塞型脑梗死

（一）概述

又称腔隙性缺血性脑卒中，指大脑半球或脑干深部的小穿通动脉，在长期高血压等危险因素基础上，血管壁发生病变，最终管腔闭塞，导致动脉供血区脑组织发生缺血性坏死（其梗死灶直径＜1.5～2.0cm），从而出现急性神经功能损害的一类临床综合征。

（二）病因

小动脉硬化为主要病因，高龄、高血压、糖尿病、吸烟和家族史是主要危险因素。

（三）临床表现

1. 一般特点　中老年多见，男多于女。首次发病平均约为65岁，突然或逐渐起病，出现偏瘫或偏身感觉障碍等局灶症状。通常症状较轻、体征单一、预后较好，一般无头痛、颅内压增高和意识障碍等表现。

2. 常见的腔隙综合征　纯运动性轻偏瘫（最常见，常常突然发病，数小时内进展）、纯感觉性卒中（偏身感觉缺失，可伴感觉异常）、共济失调性轻偏瘫、构音障碍－手笨拙综合征以及感觉运动性卒中（以偏身感觉障碍起病，再出现轻偏瘫）等。

（四）治疗

对发病 24 小时内、NIHSS 评分≤3 的急性脑梗死患者，阿司匹林短期联合氯吡格雷疗效更好；但长期联合抗血小板治疗增加出血风险。降压治疗能有效预防卒中复发和认知功能衰退等。

第四节　脑出血

一、概述

脑出血（ICH）是指非外伤性脑实质内出血。

二、病因

最常见病因是高血压合并细小动脉硬化，其他病因包括动–静脉血管畸形、脑淀粉样血管病变等。

三、临床表现

1. 一般表现　男多于女，寒冷季节发病率较高，多有高血压病史。多在情绪激动或活动中突然发病，发病后病情常于数分钟至数小时内达到高峰。少数也可在安静状态下发病。

2. 局限性定位表现

（1）基底核区出血

壳核出血	最常见。系豆纹动脉尤其是其外侧支破裂所致。病灶对侧偏瘫、偏身感觉缺失和同向性偏盲
丘脑出血	对侧偏瘫、偏身感觉障碍（深浅感觉受累，深感觉障碍为主），有特征性眼征等
尾状核头出血	常有头痛、呕吐、颈强直、精神症状等

（2）脑叶出血　额叶出血（尿便障碍、强握反射）、颞叶

出血（视野缺损）、顶叶出血（最常见，偏身感觉障碍、轻偏瘫、对侧下象限盲）等。

（3）脑干出血 脑桥出血（大量出血常有迅速昏迷、双侧针尖样瞳孔、呕吐咖啡样胃内容物等）、中脑出血（头痛、呕吐、意识障碍）、延髓出血（突然意识障碍）。

（4）小脑出血 常有头痛、呕吐，眩晕和共济失调明显，起病突然，可伴有枕部疼痛。

（5）脑室出血 分为原发性和继发性脑室出血。

四、辅助检查

1. CT 和 CTA 检查 颅脑 CT 扫描为首选方法，脑室大量积血呈高密度铸型、脑室扩大。

2. MRI 对检出脑干和小脑的出血灶和监测脑出血的演进过程优于 CT 扫描，对急性脑出血诊断不及 CT。

3. DSA 尤其是血压正常的年轻患者，应寻找病因如脑血管畸形。

五、治疗

1. 内科治疗

（1）一般治疗 保持安静、卧床休息（2~4 周）、监测生命体征、注意瞳孔和意识改变等。

（2）降颅压治疗 积极控制脑水肿，降低颅内压。不建议激素治疗。

（3）调整血压 血压升高是对高颅压的调节，一般收缩压 >200mmHg 或平均动脉压 >150mmHg 时，要用持续静脉降压药物，血压过低可能导致继发脑梗死。

（4）止血治疗 氨基己酸、氨甲苯酸等。

（5）其他 亚低温治疗、抗凝治疗等。

2. 外科治疗 去骨瓣减压术、小骨窗开颅血肿清除术、钻孔血肿抽吸术和脑室穿刺引流术等。

3. 康复治疗 早期分阶段综合康复治疗对恢复患者的神经功能，提高生活质量有益。

第五节 蛛网膜下腔出血

一、概述

蛛网膜下腔出血（SAH）指颅内血管破裂，血液流入蛛网膜下腔。

二、病因

颅内动脉瘤（最常见）、血管畸形（如动静脉畸形）、高血压动脉硬化性动脉瘤、颅内肿瘤等。

三、临床表现

1. 一般症状 包括头痛（突发异常剧烈全头痛）、脑膜刺激征（颈强直、Brudzinski 征、Kernig 征）、眼部症状（玻璃体下片状出血）、精神症状（欣快、幻觉）等。

2. 动脉瘤的定位症状 颈内动脉海绵窦段动脉瘤（前额眼部疼痛、血管杂音、突眼及眼动障碍）、颈内动脉 – 后交通动脉瘤（动眼神经受压表现）、大脑中动脉瘤（偏瘫、失语和抽搐）等。

3. 血管畸形的定位症状 多 10 ~ 40 岁发病，痫性发作、轻偏瘫、失语或视野缺损等。

4. 常见并发症

再出血	急性并发症，病情稳定的情况下突然剧烈头痛、呕吐、脑膜刺激征等明显加重

续表

脑血管痉挛	出血后5~14天是迟发性血管痉挛高峰,可以继发脑梗死,出现局灶神经定位体征
脑积水	起病1周内发生急性脑积水

四、辅助检查

1. 头颅 CT 首选方法,初步判断或提示颅内动脉瘤的位置。

2. 腰穿 CT 做不了才做腰穿,均匀一致的血性脑脊液、压力增高、蛋白含量增加、糖和氯化物正常,起初红白细胞比例与周围血相似(1:700),数天后因化学性脑膜炎导致白细胞增加,发病12小时后出现黄变。

3. DSA 是临床明确有无动脉瘤的诊断"金标准",可确定病因、治疗方法和判断预后。

五、鉴别诊断

1. 高血压性脑出血 多有高血压病史、伴有偏瘫、失语等明显局灶性体征。

2. 颅内感染 脑膜炎常有发热,脑脊液提示感染。

3. 脑肿瘤 根据病史、脑脊液可见癌细胞、CT 可以鉴别。

	SAH	脑出血
发病年龄	粟粒样动脉瘤多发于40~60岁 动静脉畸形青少年多见	50~65岁
病因	粟粒样动脉瘤、动静脉畸形	高血压、动脉粥样硬化

续表

	SAH	脑出血
起病速度	数分钟达高峰	数十分钟至数小时达高峰
血压	正常或增高	多明显增高
头痛	极常见，剧烈	常见
昏迷	常为一过性昏迷	重症患者持续性昏迷
神经体征	脑膜刺激征	偏瘫、偏身感觉障碍、失语
CT	脑池、脑室、蛛网膜下腔高密度出血灶	脑实质内高密度病灶

六、治疗

1. 一般处理 保持生命体征稳定，降低颅内压（甘露醇、呋塞米），避免用力和情绪波动，维持水、电解质平衡等。

2. 预防再出血 绝对卧床休息（4～6周）、调控血压、抗纤溶药物（如氨基己酸）、动脉瘤夹闭或血管内治疗（是预防SAH再出血最有效的治疗方法）。

3. 脑血管痉挛防治 早期口服或静脉泵入尼莫地平。

4. 其他 脑积水（脑脊液分流术）、癫痫（出血早期可预防性应用抗惊厥药）、低钠血症（醋酸氟氢可的松和高张盐水）及低血容量（等张液）、放脑脊液疗法（缓解头痛）等。

第六节 脑血管疾病的危险因素及其预防

一、危险因素

1. 不可干预的危险因素 年龄、性别、遗传因素和种族。

2. 可干预的危险因素 高血压、吸烟、糖尿病、心房颤动、血脂异常、运动和锻炼、肥胖等。

二、预防

1. 一级预防 防治高血压（限制食盐摄入量、减轻体重、减少饮酒等）、戒烟、血脂调控（治疗性生活方式改变）、治疗糖尿病（控制饮食，加强锻炼）和心房颤动（抗栓治疗）等。

2. 二级预防 调控可干预的危险因素、抗血小板凝集治疗（阿司匹林）、抗凝治疗（华法林）和治疗 TIA 的病因。

第七节　其他动脉性疾病

一、脑底异常血管网病

（一）概述

又称烟雾病，是颈内动脉虹吸部及大脑前动脉、大脑中动脉起始部严重狭窄或闭塞，软脑膜动脉、穿通动脉等小血管代偿增生形成脑底异常血管网为特征的一种脑血管疾病。

（二）临床表现

1. 多见于儿童和青壮年。

2. 儿童以缺血性脑卒中和 TIA 为主，常见偏瘫、偏身感觉障碍、偏盲，两侧肢体交替出现的轻偏瘫等。

3. 成人多见出血性脑卒中，也可表现为反复晕厥。

（三）治疗

1. 病因治疗 治疗钩端螺旋体、结核和病毒感染等，发作频繁、颅内动脉狭窄严重或闭塞者可考虑血管重建等手术。

2. 对症治疗 根据不同的卒中类型（出血性、缺血性）给予相应的治疗，抗癫痫治疗。

二、脑动脉盗血综合征

（一）概述

脑动脉盗血综合征指各种原因引起的主动脉弓及其附近大动脉血管严重狭窄和闭塞，导致被盗血的脑动脉供血显著减少，引起脑组织缺血，出现相应的临床表现。

（二）临床表现

1. 锁骨下动脉盗血综合征

（1）当一侧锁骨下动脉或无名动脉在其近心端发出椎动脉前狭窄或闭塞时，颅内血流经患侧椎动脉逆流进入锁骨下动脉，代偿患侧上肢的血液供应。

（2）发作性头晕、视物旋转、偏瘫、失语等。动脉粥样硬化是其最常见原因。

2. 颈内动脉盗血综合征 一侧颈内动脉闭塞时，出现健侧颈内动脉系统缺血、椎–基底动脉系统缺血等。多为动脉粥样硬化斑块形成所致。

3. 椎–基底动脉盗血综合征 椎–基底动脉明显狭窄或闭塞时，出现颈内动脉系统缺血表现。

（三）治疗

缺血症状严重可以考虑手术治疗，如血管内膜剥离、血管内支架或血管重建术等。不宜使用扩血管和降血压药物。

三、脑淀粉样血管病

（一）概述

脑淀粉样血管病（CAA）是由淀粉样物质在软脑膜和大脑皮质小动脉中层沉积导致的脑血管疾病。

（二）临床表现

1. 脑出血 多发性脑叶出血最多见，出血的好发部位是枕叶、枕顶区或额叶皮质和皮质下白质，脑干及大脑深部结构很少受累。

2. 痴呆 见于晚期。常有认知障碍和行为异常等。

3. TIA 和脑梗死 一过性偏身感觉障碍、轻偏瘫或命名性失语等。

（三）治疗

与其他原因脑出血的内科治疗相似。继发癫痫患者应予抗癫痫治疗。表现为脑梗死的 CAA 避免应用抗凝药物，慎用抗血小板类药物。

第八节 颅内静脉窦及脑静脉血栓形成

一、概述

颅内静脉窦及脑静脉血栓形成是一组由于多种病因导致的脑静脉系统血管病，统称脑静脉系统血栓形成（CVT）。多见于老年人和产褥期妇女。

二、病因

绝大部分归结于各种原因所致的血凝异常，极少数与硬膜穿刺和外伤有关。

三、临床表现

上矢状窦血栓形成	上矢状窦是非感染性静脉窦血栓形成最常见的部位。急性或亚急性起病，高热、头痛、视盘水肿等

续表

海绵窦血栓形成	多见于感染，从一侧急骤起病，迅速扩散至对侧，表现为脑神经受损和眼静脉回流受阻征象
侧窦血栓形成	化脓性中耳炎的感染和中毒症状、脑神经受累、高颅压症状等
直窦血栓形成	昏迷、抽搐和大脑强直等
大脑大静脉血栓形成	早期颅内压增高，有精神症状，病情严重时出现昏迷、高热、痫性发作、去脑强直等

四、治疗

1. 病因治疗　感染性（足量、足疗程抗生素）、严重脱水（补液）、自身免疫性疾病（激素）等。

2. 抗血栓治疗　抗凝治疗（低分子肝素、华法林）、溶栓治疗（尿激酶和 rt – PA）、介入治疗等。

3. 对症治疗　降颅压、抗癫痫治疗。

第九节　遗传性脑血管病

一、伴有皮质下梗死和白质脑病的常染色体显性遗传性脑动脉病（CADASIL）

1. 概述　CADASIL 是一种中年发病的、非动脉硬化性遗传性小动脉脑血管疾病。

2. 临床表现

（1）一般在 20 岁之后出现有先兆的偏头痛，中年时表现为反复发作的 TIA 和缺血性脑卒中，50～60 岁逐渐出现皮质下痴呆，多数在 65 岁左右死亡。

（2）可有精神症状、癫痫。

3. 治疗 主要是对症治疗，尚无有效的病因治疗。

二、伴有皮质下梗死和白质脑病的常染色体隐性遗传性脑动脉病（CARASIL）

1. 概述 CARASIL 是一种神经系统隐性遗传性血管病，以青年期早发的痴呆、卒中、腰痛、脱发为主要临床表现。

2. 临床表现

（1）青中年期发病，约半数患者的父母为近亲血缘，病程一般为 5～20 年。

（2）脑卒中（常为首发症状）、认知和情感障碍（记忆力减退）、脱发（男性全头脱发明显）、腰痛。

3. 治疗 主要是对症治疗，尚无有效的病因治疗。

三、Fabry 病

1. 概述 Fabry 病是一种 X 连锁不完全性显性遗传的溶酶体贮积病。

2. 临床表现

（1）常为多器官、多系统受累，出现神经系统、皮肤、眼、心脏、肾脏等症状，男性患者临床表型多重于女性患者。偏瘫、共济失调和构音障碍、认知功能障碍等。

（2）脑卒中、下肢远端肢端疼痛，少汗或无汗，皮肤血管角质瘤、肾衰竭、肥厚型心肌病、心力衰竭、视力降低甚至丧失等。

3. 治疗

（1）酶替代疗法 使用外源性酶制剂替代体内缺失的 α-半乳糖苷酶是目前的主要手段。

（2）对症治疗。

第十节 血管性认知障碍

一、概述

血管性认知障碍（VCI）是指脑血管病危险因素、明显（如脑梗死和脑出血等）或不明显的脑血管病（如白质疏松和慢性脑缺血）引起，从轻度认知障碍到痴呆的一大类综合征。

二、病因

与缺血性卒中、出血性卒中、白质疏松、慢性脑缺血、脑血管病危险因素等有关。

三、临床表现

1. 非痴呆型血管性认知障碍 认知功能轻度损害，但未达到痴呆的诊断标准。

2. 血管性痴呆

（1）多在60岁以后发病，有卒中史，呈阶梯式进展，波动病程，表现为认知功能显著受损达到痴呆标准，伴有局灶性神经系统受损的症状体征。部分皮质下小血管病导致的痴呆可以缓慢起病，持续进展，临床缺乏明确的卒中病史。

（2）执行功能受损显著，常有近记忆力和计算力的减低。可伴精神症状。

（3）临床类型：多发梗死性痴呆（最常见）、关键部位梗死性痴呆、分水岭梗死性痴呆、出血性痴呆、皮质下动脉硬化性脑病和CADASIL。

四、鉴别诊断

注意与阿尔茨海默病、Pick 病、路易体痴呆、帕金森病痴呆等疾病鉴别诊断。

五、治疗

1. 病因治疗　抗血小板聚集、降脂、防治高血压、糖尿病等。

2. 认知症状的治疗　胆碱酯酶抑制剂、维生素 E、尼麦角林等。

3. 对症治疗。

小结速览

脑血管疾病
- 概述 {病因：与血管壁病变、心脏病、血流动力学改变等有关
- 短暂性脑缺血发作 {1. 病因：动脉粥样硬化、动脉狭窄等
  2. 治疗：药物治疗（阿司匹林、肝素、溶栓治疗）、外科治疗（颈动脉内膜切除术）
- 脑梗死 {1. 大动脉粥样硬化型脑梗死治疗：吸氧、静脉溶栓、降低颅内压等
  2. 心源性脑栓塞治疗：抗生素、华法林等
  3. 小动脉闭塞型脑梗死病因：小动脉硬化为主要病因
- 脑出血 {治疗：内科治疗（卧床休息、降低颅内压、调整血压）、外科治疗（去骨瓣减压术）、康复治疗等
- 蛛网膜下腔出血 {1. 病因：颅内动脉瘤、血管畸形等
  2. 常见并发症：再出血、脑血管痉挛、脑积水

脑血管疾病 {

　脑血管疾病的危险因素及其预防 {
1. 危险因素：年龄、性别、高血压、吸烟等
2. 预防：一级（戒烟、控制饮食）、二级（抗血小板凝集、抗凝）
}

　其他动脉性疾病 {
1. 脑底异常血管网病治疗：病因治疗、对症治疗
2. 脑动脉盗血综合征治疗：手术治疗
3. 脑淀粉样血管病临床表现：脑出血、痴呆、脑梗死
}

　颅内静脉窦和脑静脉血栓形成 {
治疗：病因治疗、抗血栓治疗（如使用尿激酶）、对症治疗
}

　遗传性脑血管病 {
1. 伴有皮质下梗死和白质脑病的常染色体显性遗传性脑动脉病
2. 伴有皮质下梗死和白质脑病的常染色体隐性遗传性脑动脉病
3. Fabry 病
}

　血管性认知障碍 {
1. 病因：缺血性卒中、出血性卒中等
2. 治疗：病因治疗（降脂、防治高血压）、认知症状治疗（胆碱酯酶抑制剂等）对症治疗
}

第十章　脑血管病的介入治疗

> ● **重点**　急性脑梗死的介入治疗。
> ○ **难点**　脑动脉瘤和脑血管畸形的介入治疗。
> ★ **考点**　围手术期用药、并发症。

第一节　脑血管病的介入诊断

一、全脑血管造影术

1. 概述　数字减影血管造影（DSA）是一项通过计算机进行辅助成像的 X 线血管造影技术。

2. 使用

适应证	①脑血管疾病的诊断和疗效随访，如动脉瘤、动静脉急性等 ②了解肿瘤的血供情况 ③颈、面、眼部和颅骨、头皮及脊髓的血管性病变
禁忌证	①对造影剂和麻醉剂严重过敏者 ②严重出血倾向或出血性疾病者 ③未能控制的严重高血压患者等 ④严重肝、肾、心、肺功能障碍 ⑤全身感染未控制或穿刺部位局部感染者 ⑥一般情况极差、生命体征不稳定、休克或濒死状态

二、前循环系统

前循环系统向脑前部供应血流，由颈总动脉、颈外动脉、颈内动脉、大脑前动脉、大脑中动脉及各级分支组成。

三、后循环系统

后循环系统又称椎–基底动脉系统，由椎动脉、基底动脉、大脑后动脉及其各级分支组成，供血范围约占脑部的2/5，包括脑干、小脑、枕叶、颞叶后部和丘脑等。

四、侧支循环

1. 脑侧支循环是指当大脑的供血动脉严重狭窄或闭塞时，血流通过其他血管（侧支或新形成的血管吻合）到达缺血区，从而使缺血组织得到不同程度的灌注代偿。

2. 分级

一级侧支循环	通过 Willis 环的血流代偿，是主要途径
二级侧支循环	通过眼动脉、软脑膜吻合支及其他相对较小的侧支与侧支吻合支之间实现的血流代偿
三级侧支循环	属于新生血管即毛细血管，部分病例在缺血一段时间后才可形成

五、颅内外静脉系统

1. **颅外静脉系统** 头皮静脉、导静脉等。

2. **颅内静脉系统** 静脉窦、脑静脉等。

第二节　脑血管病介入治疗术前评估及围手术期用药

一、术前评估

1. 基础状况　一般状况、心肺功能、肾功能、出血风险评估等。

2. 病变血管的评估

（1）评估方法　超声检查、MRA、DSA 等。

（2）狭窄程度的测量　颅内外血管病变、手术路径的评估等。

3. 脑血管储备力的评估

（1）侧支循环代偿评估　直接、间接评估方法。

（2）CVR 及脑代谢储备的评估。

二、围手术期用药

1. 抗血小板治疗　阿司匹林、氯吡格雷等。

2. 抗凝治疗　静脉推注肝素。

3. 控制血压　选用乌拉地尔等，避免选用尼莫地平等扩张脑血管的药物。

4. 他汀类治疗　阿托伐他汀钙或瑞舒伐他汀钙。

5. 其他　术前常规用苯巴比妥肌注，术中血管痉挛可用维拉帕米或罂粟碱等。

第三节　脑血管疾病介入诊疗设备及器材

1. 血管造影机　目前使用的是数字减影血管造影（DSA），

主要包括 X 线发生和显像系统、机械系统、高压注射器、影像数据采集和存储系统以及计算机系统。

2. 介入器材 主要包括血管鞘、导丝、导管、附件。

第四节 缺血性脑血管病的介入治疗

一、大动脉狭窄的介入治疗

（一）颈动脉狭窄与介入治疗

1. 概述 由于动脉粥样硬化、动脉夹层、肌纤维发育不良等原因导致的颈动脉管腔变细变窄，其中以动脉粥样硬化最为常见。

2. 临床表现

（1）症状性 同侧一过性黑矇或视力丧失、失语、肢体感觉障碍等。

（2）非症状性 可以完全无症状，也可有头痛、记忆力减退等。

3. 治疗 药物治疗（阿司匹林、氯吡格雷）、手术治疗（颈动脉内膜切除术）、介入治疗（颈动脉支架置入术）。

（二）颅内动脉狭窄与介入治疗

1. 概述 由于动脉粥样硬化、中枢神经系统血管炎、动脉夹层等原因导致的颅内动脉管腔变细变窄，其中以动脉粥样硬化最为常见。

2. 临床表现 无症状，也可有前循环 TIA 或脑梗死症状、后循环 TIA 或脑梗死症状（眩晕、复视、视野缺损、共济失调等）。

3. 治疗 规范药物治疗（抗血小板凝集、强化降脂等）、介入治疗（颅内动脉狭窄球囊成形术或支架置入术）。

二、急性脑梗死的介入治疗

1. 动脉溶栓 指在 DSA 的监视下，通过血管内介入技术，将溶栓药物经微导管直接注入责任血管闭塞处，以达到血管再通的目的。

2. 机械取栓 指在 DSA 的监视下，通过血管内介入技术，使用特殊装置如可回收支架或血栓抽吸系统去除血栓，以达到血管再通的目的。

3. 适应证 前循环大动脉闭塞发病时间在 6 小时以内，后循环大动脉闭塞发病时间在 24 小时内可采用机械取栓。

4. 禁忌证 活动性出血倾向、血小板计数低于 $100 \times 10^9/L$、近 2 周内进行过大型外科手术等。

5. 并发症 脑出血、脑栓塞、动脉夹层等。

第五节　出血性脑血管病的介入治疗

一、脑动脉瘤的介入治疗

1. 概述 脑动脉瘤是指颅内动脉管壁上的异常膨出，是引起自发性蛛网膜下腔出血的首位病因。

2. 临床表现

（1）未破裂时可无症状，较大的动脉瘤可压迫邻近的脑组织或脑神经出现相应的局灶症状。

（2）动脉瘤一旦破裂，可引起蛛网膜下腔出血，突发持续性剧烈头痛、恶心等，严重者可导致死亡。

3. 治疗 显微手术夹闭和介入治疗（颅内动脉瘤弹簧圈栓塞术是目前首选的介入治疗方式）。

二、脑血管畸形的介入治疗

1. 概述 脑血管畸形是指脑血管的先天性非肿瘤性发育异

常，以动静脉畸形（AVM）最为常见。

2. 临床表现 包括颅内出血、癫痫、头痛、局灶性神经功能障碍等。

3. 治疗 包括显微手术切除、介入治疗（手术前栓塞术、放射性治疗前栓塞等）、放射治疗及联合治疗等。

第六节 静脉性脑血管病的介入治疗

1. 静脉窦血栓的介入治疗

（1）溶栓治疗术 导管接触性静脉溶栓、导管动脉溶栓术。

（2）经导管机械碎栓或取栓术 采用微导丝、微导管、微球囊、可回收支架等辅助材料对静脉窦血栓进行血管内碎解或取出体外，以实现血管再通的方法。

（3）球囊扩张及支架置入术。

2. 静脉窦狭窄的介入治疗 静脉窦球囊扩张及支架置入术。

第七节 脑血管病介入诊疗 并发症及其处理

一、围手术期并发症及其防治措施

（一）造影剂相关并发症

1. 造影剂过敏 速发变态反应（脸红、瘙痒、皮疹、抽搐等）、迟发变态反应（最常见皮肤瘙痒和各种皮疹）。

2. 造影剂肾病 用造影剂后 72 小时内血肌酐增加 > 25% 或 0.5 mg/dl，排除其他原因。可表现为急性肾功能不全的症状。

3. 造影剂脑病 应用碘造影剂后短时间内出现的精神行为异常、意识障碍、癫痫发作等中枢神经系统损害。

4. 其他 碘源性涎腺炎、血管源性水肿等。

（二）与操作相关的并发症

包括穿刺部位及邻近组织损伤、脑缺血事件发作、血管迷走反射、脑过度灌注综合征以及颅内出血等。

二、远期再狭窄及其防治策略

1. 概述 再狭窄是指支架术后血管内膜增生出现大于50%的支架内再狭窄。

2. 临床表现 无症状，或表现为相应血管供血区的脑缺血性事件。影像学发现支架内再狭窄。

3. 预防和治疗 术中适度预扩，定期随访，对症状性再狭窄经综合评估后可再次球囊扩张、支架内支架置入、血管旁路术或颈动脉内膜剥脱术等。

小结速览

脑血管病的介入治疗	脑血管病的介入诊断	1. 全脑血管造影术禁忌证：造影剂和麻醉剂过敏、严重出血倾向、高血压等 2. 前循环系统 3. 后循环系统 4. 侧支循环 5. 颅内外静脉系统：颅外（头皮静脉、导静脉）、颅内（静脉窦、脑静脉）
	脑血管病介入治疗术前评估及围手术期用药	1. 术前评估：基础状况（心肺功能、肾功能）、血管评估及脑血管储备力评估 2. 围手术期用药：阿司匹林、肝素、乌拉地尔等

脑血管病的介入治疗

- 脑血管疾病介入诊疗设备及器材 { 介入诊疗设备及器材：血管造影机（数字减血管造影）、介入器材（血管鞘、导丝）等

- 缺血性脑血管病的介入治疗 {
  1. 大动脉狭窄的介入治疗：颈动脉（颈动脉支架置入术）、颅内动脉狭窄（颅内动脉狭窄成形术）
  2. 急性脑梗死的介入治疗：动脉溶栓、机械取栓

- 出血性脑血管病的介入治疗 {
  1. 脑动脉瘤的介入治疗：显微手术夹闭、颅内动脉瘤弹簧圈栓塞术
  2. 脑血管畸形的介入治疗：显微手术切除、手术前栓塞术

- 静脉性脑血管病的介入治疗 {
  1. 静脉窦血栓的介入治疗：溶栓治疗、经导管机械碎栓或取栓术
  2. 静脉窦狭窄的介入治疗：静脉窦球囊扩张及支架置入术

- 脑血管病介入诊疗并发症及其处理 {
  1. 围手术期并发症：造影剂过敏、造影剂肾病、造影剂脑病等
  2. 远期再狭窄防治策略：术中适度预扩、支架内支架置入术

第十一章 神经系统变性疾病

● **重点** 痴呆的鉴别诊断。
○ **难点** 运动神经元病的表现。
★ **考点** 阿尔茨海默病的诊断和治疗。

第一节 运动神经元病

一、概述

运动神经元病是以上、下运动神经元损害为突出表现的慢性进行性神经系统变性疾病。多中年发病，男性多于女性。

二、病因

感染和免疫、金属元素、遗传因素（染色体显性遗传）、营养障碍与神经递质。

三、临床表现

肌萎缩侧索硬化	最多见的类型，首发症状为一侧或双侧手指活动笨拙、无力，随后出现手部小肌肉萎缩。意识始终保持清醒，晚期出现延髓麻痹。多在 3~5 年内死于呼吸肌或肺部感染
进行性肌萎缩	单手或双手小肌肉萎缩、无力，逐渐累及前臂、上臂及肩胛带肌群。无感觉和括约肌功能障碍。因肺部感染死亡

进行性 延髓麻痹	少见，进行性发音不清、声音嘶哑、吞咽困难、饮水呛咳、咀嚼无力。多在 1~2 年内呼吸肌麻痹或肺部感染死亡
原发性 侧索硬化	起病隐袭，首发症状为双下肢对称性僵硬、乏力，行走呈剪刀步态。进展慢，可存活较长时间

四、辅助检查

1. 肌电图 典型的神经源性损害，静息状态下可见纤颤电位、正锐波等。

2. 脑脊液检查 腰穿压力正常或偏低，蛋白可轻度增高，免疫球蛋白可能增高。

3. 血液检查 血常规检查正常。

4. CT、MRI 脊髓变细（腰膨大和颈膨大处较明显）。

5. 肌肉活检 神经源性肌萎缩的病理改变。

五、诊断

根据中年以后隐袭起病，慢性进行性加重的病程，临床主要表现以及肌电图呈神经源性损害，脑脊液正常，影像学无异常，一般不难做出临床诊断。

六、鉴别诊断

1. 颈椎病或腰椎病 颈椎病有手部肌肉萎缩，局限于上肢，多见手肌萎缩；腰椎病也常局限于单下肢，伴有腰或腿部疼痛。

2. 延髓和脊髓空洞症 常合并其他畸形，有节段分离性感觉障碍，MRI 有助于鉴别。

3. 多灶性运动神经病 非对称性肢体无力、萎缩、肌束颤动,而感觉受累很轻。

4. 其他 与颈段脊髓肿瘤、上肢周围神经损伤、良性肌束颤动、脊髓萎缩症等疾病鉴别。

七、治疗

1. 药物治疗 利鲁唑(抑制谷氨酸释放)、依达拉奉、泼尼松等。

2. 对症治疗 鼻饲饮食、气管切开并机械通气等。

第二节 阿尔茨海默病

一、概述

阿尔茨海默病(AD)发生于老年和老年前期,以进行性认知功能障碍和行为损害为特征的中枢神经系统退行性病变。

二、病因和发病机制

AD 发病的危险因素与低教育程度、膳食因素、吸烟等有关。

三、临床表现

1. 痴呆前阶段 记忆力轻度受损,学习和保存新知识的能力下降,但不影响日常生活能力。

2. 痴呆阶段 轻度(先进事记忆力减退,后对事情和人物遗忘)、中度(记忆障碍加重,行为和精神异常)、重度(上述症状加重,并发全身系统疾病)。

四、辅助检查

1. 实验室检查 血、尿常规,血生化功能均正常。脑脊液

检查可发现 $A\beta_{42}$ 水平降低，总 tau 蛋白和磷酸化 tau 蛋白增高。

2. 脑电图　早期波幅降低、α 节律减慢；晚期为弥漫型慢波。

3. 影像学　CT 常显示脑萎缩、脑室扩张，MRI 检查显示双侧颞叶、海马萎缩。SPECT 灌注成像和氟脱氧葡萄糖 PET 成像可见顶叶、颞叶和额叶。

4. 神经心理学检查　认知功能测试有助于与其他病因痴呆鉴别。

5. 基因检查　*APP*、*PS*1 或 *PS*2 基因和 *ApoE*$_\varepsilon$4 基因检测，有助于确诊和预防。

五、诊断

很可能的 AD 痴呆阶段诊断标准包括核心临床标准、排除标准、支持标准。

六、治疗

（1）生活护理　使用某些特定的器械等。

（2）非药物治疗　职业训练、音乐治疗等。

（3）药物治疗　改善认知功能（乙酰胆碱酯酶抑制剂、NMDA 受体拮抗剂和使用脑代谢赋活剂）、控制精神症状（抗精神病、抗抑郁药）。

（4）支持治疗。

第三节　额颞叶痴呆

一、概述

额颞叶痴呆（FTD）是一组与额颞叶变性有关的非阿尔茨海默病痴呆综合征。

二、病因及发病机制

1. 病因及发病机制不清。

2. FTD 患者额叶及颞叶皮质 5 - 羟色胺能递质减少，脑组织及脑脊液中多巴胺释放亦有下降，胆碱能系统通常无异常。30% ~50% 的 FTD 患者有遗传家族史。

三、临床表现

1. 行为异常型

（1）人格、情感和行为改变出现早且突出，常表现为固执、行为异常、刻板行为，对外界无同情心等。

（2）后期出现认知障碍，不能思考，言语减少甚至缄默。妄想以及感知觉障碍，可有锥体系或锥体外系损害的表现。

2. 原发性进行性失语（PPA）

（1）PNFA　通常 60 岁缓慢发病，语言障碍，喜欢听而不喜欢说，阅读和写作困难，理解力相对保留。

（2）SD　语义记忆损害出现最早，并且最严重，命名性失语是特异性表现。语言流利、语法正确，但是不能理解单词含义，找词困难，语言不能被他人理解。晚期可出现行为异常，但视空间、注意力和记忆力相对保留。

四、辅助检查

1. 实验室检查　血、尿常规，血生化检查正常。

2. 影像学检查　CT 或 MRI 显示特征性的额或前颞叶萎缩，脑回变窄、脑沟增宽，侧脑室额角扩大，额极皮质和前颞极皮质变薄，顶枕叶很少受累。

3. 神经心理学检查　应用简易智能精神状态评估量表、额叶评估测验和剑桥认知功能评估量表等对 FTLD 进行初步筛查。

五、治疗

1. 以对症治疗为主。

2. 对攻击行为、易激惹和好动等行为障碍者可给予小剂量地西泮、选择性 5 – 羟色胺再摄取抑制剂等。

第四节　路易体痴呆

一、概述

路易体痴呆（DLB）是一种神经系统变性疾病，在神经变性病所致的痴呆中居第二位。

二、病因与发病机制

α – 突触核蛋白基因突变、*Paikin* 基因突变。

三、临床表现

1. 波动性认知障碍　患者在熟悉的环境中迷路，常出现突发而又短暂的认知障碍，可持续几分钟，几小时或几天，之后又戏剧般地恢复。

2. 视幻觉　内容活灵活现，常在夜间出现。早期可分辨出幻觉和实物，后期患者无法辨别幻觉，对于旁人否定会表现得很激惹。

3. 帕金森病　肌张力增高、运动迟缓和静止性震颤，对左旋多巴治疗反应差。

4. 其他症状　有睡眠障碍、自主神经功能紊乱和性格改变等。

四、辅助检查

1. 实验室检查　血常规、甲状腺功能、梅毒抗体等。

2. 影像学检查　SPECT 和 PET 发现患者枕叶皮质代谢率下

降，纹状体多巴胺能活性降低等。

3. 神经心理学检查 表现为视空间功能障碍。

五、诊断

1. 必须具备的症状

（1）包括进行性认知功能减退，影响社会及工作能力。

（2）认知功能以注意、执行功能和视空间功能损害最明显。

（3）早期没有记忆损害，后期记忆障碍明显。

2. 三个核心症状 具有以下 3 项中的 2 项。

（1）波动性认知功能障碍，注意力和警觉障碍波动最明显。

（2）反复发作的视幻觉。

（3）自发帕金森病症状。

3. 提示性症状 具备一个或一个以上的核心症状，同时还具备一个或一个以上的提示性症状，则诊断为很可能的 DLB；无核心症状，但具备一个或一个以上的提示性症状可诊断为可能的 DLB。

（1）REM 期睡眠障碍。

（2）对抗精神病类药物过度敏感。

（3）SPECT 或 PET 提示基底核多巴胺能活性降低。

4. 支持证据

（1）反复跌倒，晕厥。

（2）自主神经功能紊乱。

（3）系统性妄想。

（4）抑郁。

（5）脑电图提示慢波，颞叶出现短阵尖波等。

5. 不支持 DLB 诊断条件 提示脑卒中的局灶性神经系统体征或影像学证据，或其他可能导致类似临床症状的躯体疾病或脑部疾病，痴呆严重时才出现帕金森综合征的症状。

六、治疗

主要是对症治疗：①胆碱酯酶抑制剂（首选药物）：多奈哌齐及利斯的明；②美金刚等。

第五节 痴呆的鉴别诊断

1. 阿尔茨海默病（AD）与血管性痴呆（VaD）的鉴别

	AD	VaD
性别	女性多见	男性多见
病程	进展性，持续进行性发展	波动性进展
自觉症状	少	常见，头痛、眩晕等
认知功能	全面性痴呆，人格损害	斑片状损害，人格相对保留
伴随症状	精神行为异常	局灶性神经系统症状体征
神经心理学检查	突出早期情景记忆损害	情景记忆损害常不明显，执行功能受损常见
CT/MRI	脑萎缩	脑梗死灶或出血灶
PET/SPECT	颞、顶叶对称性血流低下	局限性、非对称性血流低下

2. 额颞叶痴呆（FTD）与阿尔茨海默病（AD）的鉴别

	FTD	AD
自知力丧失	常见，早期即出现	常见，疾病晚期出现
进食改变	食欲旺盛，酷爱碳水化合物类物质	厌食、体重减轻更多见

	FTD	AD
刻板行为	常见	罕见
言语减少	常见	疾病晚期出现
失抑制	常见	可有，但程度较轻
欣快	常见	罕见
情感淡漠	常见，严重	常见，不严重
自我忽视	常见	较少，疾病晚期出现
记忆损害	疾病晚期才出现	早期出现，严重
执行功能障碍	早期出现，进行性加重	大部分患者晚期才出现
视空间能力	相对保留	早期受累
计算能力	相对保留	早期受累

3. 其他　与路易体痴呆、帕金森病痴呆、正常颅压性积水、亨廷顿病等疾病鉴别。

第六节　多系统萎缩

一、概述

多系统萎缩（MSA）是一组成年期发病、散发性的神经系统变性疾病。

二、临床表现

1. 成年期发病，50~60岁多见，平均发病年龄为54.2岁。

2. 自主神经功能障碍　首发症状，斑纹和手凉是自主神经功能障碍所致，有特征性。男性最早出现的症状是勃起功能障碍，女性为尿失禁。

3. 帕金森综合征 运动迟缓，肌强直和震颤，双侧同时受累，但可轻重不同。

4. 小脑共济失调 进行性步态和肢体共济失调，下肢表现为突出。

5. 其他 发音障碍、肌张力障碍、腱反射亢进等。

三、辅助检查

立卧位血压、膀胱功能评价、肛门括约肌肌电图、^{123}I - 间碘苄胍心肌显像以及影像学检查等。

四、诊断

1. 很可能的 MSA

（1）自主神经功能障碍 尿失禁伴男性勃起功能障碍，或体位性低血压（站立 3 分钟内血压较平卧时下降 ≥ 30/15mmHg）。

（2）两项之一 ①对左旋多巴类药物反应不良的帕金森综合征；②小脑功能障碍：步态共济失调，伴小脑性构音障碍、肢体共济失调或小脑性眼动障碍。

2. 可能的 MSA 成年起病（＞30 岁）、散发、进行性发展，同时有下列表现：

（1）两项之一 ①帕金森综合征；②小脑功能障碍。

（2）至少有 1 项提示自主神经功能障碍的表现 无其他原因解释的尿急、尿频或膀胱排空障碍，男性勃起功能障碍或直立性低血压。

（3）至少有 1 项表现

1）可能的 MSA - P 或 MSA - C：①Babinski 征阳性，伴腱反射活跃；②喘鸣。

2）可能的 MSA – P。

3）可能的 MSA – C。

3. 确诊的 MSA 需经脑组织尸检病理学证实在少突胶质细胞胞质内存在以 α 突触核蛋白为主要成分的嗜酸性包涵体，并伴有橄榄脑桥小脑萎缩或黑质纹状体变性。

五、治疗

1. 直立性低血压

（1）非药物治疗 弹力袜、高盐饮食、夜间抬高床头等。

（2）药物治疗 血管 α 受体激动剂盐酸米多君、氟氢可的松、麻黄碱等。

2. 排尿功能障碍 曲司氯铵（20mg，每日 2 次）、奥昔布宁（2.5~5mg，每日 2~3 次）、托特罗定（2mg，每日 2 次）能改善早期出现的逼尿肌痉挛症状。

3. 帕金森综合征 左旋多巴、帕罗西汀等。

4. 其他 肌张力障碍可选用肉毒杆菌毒素。

小结速览

神经系统变性疾病
{
运动神经元病
{
1. 病因：感染和免疫、金属元素、遗传因素等
2. 治疗药物治疗（利鲁唑、依达拉奉）、对症治疗（鼻饲饮食、机械通气）
}
阿尔茨海默病
{
1. 病因：低教育程度、膳食、吸烟等有关
2. 治疗：生活护理非药物治疗（职业训练音乐治疗）、药物治疗（乙酰胆碱酯酶抑制剂）
}
}

神经系统变性疾病
├─ 额颞叶痴呆 ┤ 治疗：对症治疗、小剂量地西泮选择性5 - 羟色胺再摄取抑制剂等
├─ 路易体痴呆 ┤
│   ├─ 1. 临床表现：波动性认识障碍、视幻觉、肌强直、睡眠障碍等
│   └─ 2. 治疗：胆碱酯酶抑制剂、美金刚等
├─ 痴呆的鉴别诊断 ┤
│   ├─ 1. 阿尔茨海默病（AD）与血管性痴呆（VaD）的鉴别
│   └─ 2. 额颞叶痴呆（FTD）与阿尔茨海默病（AD）的鉴别
└─ 多系统萎缩 ┤
    ├─ 1. 辅助检查：立卧位血压、膀胱功能评价等
    └─ 2. 治疗：直立性低血压（弹力袜、氟氢可的松）、排尿功能障碍（曲司氯铵、奥昔布宁）等

第十二章 中枢神经系统感染性疾病

- ● **重点** 化脓性脑膜炎的表现及治疗。
- ○ **难点** 单纯疱疹病毒性脑炎的诊断。
- ★ **考点** 结核性脑膜炎的表现及治疗。

第一节 病毒感染性疾病

一、单纯疱疹病毒性脑炎

（一）概述

单纯疱疹毒性脑炎（HSE）是单纯疱疹病毒（HSV）感染引起的急性中枢神经系统病毒感染性疾病，又称急性坏死性脑炎。

（二）病因

HSV 的血清型包括 HSV-1、HSV-2。HSV 在口腔和呼吸道或生殖器引起原发感染，HSV-1 主要潜伏在三叉神经节，HSV-2 潜伏在骶神经节。当机体免疫力低下时可诱发病毒激活，经三叉神经轴突进入脑内，引起颅内感染。

（三）临床表现

1. 任何年龄均可发病，多发生于 40 岁以上的成人。

2. 常见头痛、颈强、呕吐以及共济失调，多动（震颤、舞蹈样动作、肌阵挛）和脑膜刺激征等。部分出现癫痫发作，精神行为异常。

3. 多数患者有意识障碍，随病情加重可出现嗜睡、昏睡、昏迷或去皮质状态，部分早期即昏迷。重症患者可因广泛脑实质坏死和脑水肿引起颅内压增高，甚至脑疝形成而死亡。

（四）辅助检查

1. 血常规检查　白细胞计数增高。

2. CT　可见单侧或双侧颞叶和额叶低密度灶，其中的点状高密度灶，提示有出血。

3. MRI　在颞叶内侧、额叶眶面、岛叶皮质和扣带回出现局灶性水肿，T_2 加权像上为高信号病灶。一周内 MRI 正常不能排除诊断。

4. 脑脊液检查　①压力正常或轻度增高，有核细胞增多，为 $(50 \sim 100) \times 10^6 / L$，可高达 $1000 \times 10^6 / L$ 等，蛋白质呈轻、中度增高，糖与氯化物正常。②检测 HSV 特异性 IgM、IgG 抗体，检测脑脊液中 HSV – DNA，可早期快速诊断。

5. 脑活检　是诊断的"金标准"，细胞核内出现嗜酸性包涵体，电镜下可发现细胞内病毒颗粒。

（五）诊断及鉴别诊断

1. 诊断

（1）临床诊断　口唇或生殖道疱疹史，有皮肤、黏膜疱疹，出现发热、精神行为异常、白细胞数增多，结合脑脊液、脑电图、头颅 CT 或 MRI 等检查，特异性抗病毒药物治疗有效支持诊断。

（2）确诊检查　①双份血清和检查发现 HSV 特异性抗体有显著变化趋势；②脑组织活检或病理发现组织细胞核内包涵体，或原位杂交发现 HSV 病毒核酸；③脑脊液的 PCR 检测发现该病毒 DNA；④脑组织或脑脊液标本 HSV 分离、培养和鉴定。

2. 鉴别诊断

（1）带状疱疹病毒性脑炎

分型	神经侵犯	意识	颅外表现	CT 检查
单纯疱疹病毒性脑炎	中枢神经系统	多有意识障碍	口唇或生殖道疱疹史	颞叶局灶性出血性脑软化灶
带状疱疹病毒性脑炎	脊神经后根以及脑和脊髓的感觉神经节	出现意识模糊和局灶性神经功能缺失体征	腰部带状疱疹史	无出血性脑坏死

（2）肠道病毒性脑炎　多见于夏秋季，发热、意识障碍等。病程初期胃肠道症状、脑脊液中 PCR 检出病毒核酸可帮助诊断。

（3）巨细胞病毒性脑炎　常见于免疫缺陷或长期应用免疫抑制剂患者。临床上表现为意识模糊、记忆力减退等。脑脊液正常或有单核细胞增多，蛋白增高。体液检查找到典型的巨细胞，PCR 检测出脑脊液中该病毒核酸可资鉴别。

（4）急性播散性脑脊髓炎　在感染或疫苗接种后急性发病，出现脑实质、脑膜、脑干、小脑和脊髓等损害的症状和体征。病毒学和相关抗体检查阴性。

（六）治疗

1. 抗病毒药物治疗　阿昔洛韦、更昔洛韦。

2. 肾上腺皮质激素　对病情危重、头颅 CT 见出血性坏死灶以及白细胞和红细胞明显增多者可酌情使用。

3. 对症支持治疗　维持营养及水、电解质的平衡，保持呼吸道通畅等。

二、病毒性脑膜炎

（一）概述

病毒性脑膜炎是一组由各种病毒感染引起的脑膜急性炎症性疾病。主要表现有发热、头痛和脑膜刺激征。

（二）病因

85%~95%病毒性脑膜炎由肠道病毒引起，如脊髓灰质炎病毒、柯萨奇病毒 A 和 B 等。

（三）临床表现

1. 夏秋季高发，多为急性起病，出现病毒感染全身中毒症状如发热、畏光、肌痛、食欲减退、腹泻和全身乏力等。儿童病程常超过 1 周，成年可持续 2 周或更长。

2. 临床表现多样，如幼儿可出现发热、呕吐、皮疹等，颈强较轻甚至缺如等。

（四）脑脊液检查

压力正常或增高，白细胞数正常或增高，可达 $(10 \sim 1000 \times 10^6/L)$，早期以多形核细胞为主，8~48 小时后以淋巴细胞为主。蛋白质可轻度增高，糖和氯化物含量正常。

（五）治疗

1. 对症治疗 如严重头痛可用镇痛药，癫痫发作可首选卡马西平或苯妥英钠等。

2. 抗病毒治疗 免疫血清球蛋白。

3. 防治并发症

三、其他病毒感染性脑病或脑炎

（一）进行性多灶性白质脑病（PML）

PML 是一种由人类多瘤病毒中的 JC 病毒，又称乳头多瘤空泡病毒引起的罕见的亚急性致死性的脱髓鞘疾病。常以人格改变和智能减退起病，可有偏瘫、感觉异常等。α-干扰素可试用于治疗。病程通常持续数月，80% 的患者于 9 个月内死亡。

（二）亚急性硬化性全脑炎（SSPE）

SSPE 是由麻疹缺陷病毒感染所致，多见于 12 岁以下的儿童。临床表现分为早期（认知和行为改变）、运动障碍期（共济失调、肌阵挛等）、强直期（腱反射亢进、去皮质或去大脑强直等）等。治疗以支持疗法和对症治疗为主。

（三）进行性风疹全脑炎（PRP）

PRP 是由风疹病毒感染引起的儿童和青少年的慢性脑炎。多为先天性风疹感染。约在 20 岁发病，行为改变、认知障碍和痴呆常为首发症状，无头痛、发热和颈强直等症状。目前无特异治疗。

第二节　细菌感染性疾病

一、化脓性脑膜炎

（一）概述

化脓性脑膜炎是由化脓性细菌感染所致的脑脊膜炎症，是中枢神经系统常见的化脓性感染。

（二）病因

最常见的致病菌为肺炎球菌、脑膜炎双球菌及流感嗜血杆菌 B 型，其次为金黄色葡萄球菌、链球菌等。

（三）临床表现

1. 感染症状　寒战、发热等。

2. 脑膜刺激征　颈项强直，凯尔尼格征和布鲁津斯基征阳性。

3. 颅内压增高　剧烈头痛、呕吐、意识障碍等。

4. 局灶症状（偏瘫、失语）和其他症状　如脑膜炎双球菌脑膜炎菌血症时出现的皮疹等。

（四）辅助检查

1. 血常规　白细胞计数增加等。

2. 脑脊液检查　压力常升高，细胞数明显升高，以中性粒细胞为主，蛋白质升高；糖含量下降，氯化物降低。

3. 影像学检查　MRI后期可显示弥散性脑膜强化、脑水肿等。

4. 其他　细菌培养常可检出致病菌；皮肤瘀点应活检并行细菌染色检查。

（五）治疗

1. 抗菌治疗

（1）未确定病原菌　头孢曲松或头孢噻肟等。

（2）确定病原菌　肺炎球菌（青霉素）、脑膜炎球菌（青霉素、头孢曲松等）、革兰阴性杆菌（头孢曲松）等。

2. 激素治疗　对病情较重且没有明显激素禁忌证的患者可考虑应用。

3. 对症支持治疗。

二、结核性脑膜炎

（一）概述

结核性脑膜炎（TBM）是由结核杆菌引起的脑膜和脊膜的非化脓性炎症性疾病。

（二）临床表现

1. 结核中毒症状　低热、盗汗等。

2. 脑膜刺激症状和颅内压增高　脑膜刺激征、头痛、呕吐和视盘水肿等。

3. 脑实质损害　精神萎靡、淡漠、偏瘫、交叉瘫等。

4. 脑神经损害 视力减退、复视、面神经麻痹。

5. 老年人 TBM 头痛、呕吐较轻，颅内压增高症状不明显，约半数患者脑脊液改变不典型，但在动脉硬化基础上发生结核性动脉内膜炎而引起脑梗死较多。

（三）辅助检查

1. 血常规多数正常，血沉可增快，可出现低钠和低氯血症等。PPD 试验可阳性或胸部 X 线片可见结核感染证据。

2. 脑脊液压力增高，外观无色透明或微黄，静置后可有薄膜形成，淋巴细胞数显著增多，蛋白质增高，糖及氯化物下降。脑脊液培养出结核菌可确诊。

3. CT 和 MRI 可显示基底池、皮质脑膜、脑实质多灶的对比增强和脑积水。

（四）治疗

1. 抗结核治疗

（1）异烟肼 抑制结核杆菌 DNA 合成，主要引起末梢神经炎、肝损害等。

（2）利福平 抑制细菌的生长繁殖，主要引起肝毒性、过敏反应等。

（3）吡嗪酰胺 杀灭酸性环境中缓慢生长的吞噬细胞内的结核杆菌。主要引起肝损害、关节酸痛、肿胀、强直、活动受限、血尿酸增加等。

（4）乙胺丁醇 抑制结核杆菌的生长，主要引起视神经损害、末梢神经炎、过敏反应等。

（5）链霉素 对吞噬细胞外的结核菌有杀灭作用。主要引起耳毒性和肾毒性。

2. 皮质激素 用于脑水肿引起的颅内压增高，伴局灶性神经体征和蛛网膜下腔阻塞的重症患者，可减轻中毒症状，抑制炎性反应及减轻脑水肿。

3. 药物鞘内注射　蛋白质定量明显增高、有早期椎管梗阻、肝功能异常致使部分抗结核药物停用、慢性、复发或耐药的情况下，在全身药物治疗的同时可辅以鞘内注射。脑脊液压力较高的患者慎用此法。

4. 其他　降颅内压（甘露醇）、对症治疗及全身支持治疗。

第三节　新型隐球菌脑膜炎

一、概述

新型隐球菌脑膜炎是中枢神经系统最常见的真菌感染，由新型隐球菌感染引起，病情重，病死率高。

二、临床表现

1. 起病隐匿，进展缓慢。不规则低热、间歇性头痛等，后持续并进行性加重；免疫功能低下者可呈急性发病。

2. 多有明显的颈强直和 Kernig 征。少数出现精神症状，大脑、小脑或脑干的较大肉芽肿引起肢体瘫痪和共济失调等局灶性体征。大多数患者出现颅内压增高症状和体征。

三、辅助检查

1. 脑脊液检查　压力常增高，以淋巴细胞数升高为主，蛋白质含量增高，糖含量降低。脑脊液离心沉淀后涂片做墨汁染色，检出隐球菌可确定诊断。脑脊液真菌培养也常用。

2. 影像学检查　CT 和 MRI 可帮助诊断脑积水。

四、治疗

1. 抗真菌治疗　两性霉素 B（药效最强）、氟康唑、5 - 氟胞嘧啶等。

2. 对症及全身支持治疗。

第四节　自身免疫性脑炎

一、概述

自身免疫性脑炎是一类由自身免疫机制介导的针对中枢神经系统抗原产生免疫反应所导致的脑炎。以抗 N – 甲基 – D – 天冬氨酸受体（NMDAR）脑炎最为常见。

二、临床表现

1. 抗 NMDAR 有发热、头痛等前驱症状。

2. 主要表现为精神行为异常、认知功能障碍、近事记忆力下降、急性或亚急性癫痫发作、语言功能障碍、运动障碍、不自主运动、自主神经功能障碍及意识障碍及昏迷等，可有睡眠障碍。

三、治疗

1. 免疫治疗　糖皮质激素（甲泼尼龙）、免疫球蛋白等。

2. 对症支持治疗　抗癫痫治疗、抗精神症状治疗。

第五节　朊蛋白病

一、克 – 雅病（CJD）

（一）概述

CJD 是最常见的人类朊蛋白病，主要累及皮质、基底核和脊髓，故又称皮质 – 纹状体 – 脊髓变性。

（二）病因

外源性朊蛋白感染和内源性朊蛋白基因突变。

（三）临床表现

1. 隐匿起病，临床分为以下三期

（1）初期 类似神经衰弱和抑郁症的表现，可有头痛、眩晕、共济失调等。

（2）中期 大脑皮质、锥体外系、锥体束及小脑受损的症状交替或相继出现。

（3）晚期 尿失禁、无动性缄默、昏迷或去皮质强直状态。

2. 变异型 CJD 发病较早，病程较长，共济失调，早期突出的精神异常和行为改变，痴呆发生较晚，通常无肌阵挛和特征性脑电图改变。

（四）治疗及预后

本病尚无有效治疗。90% 病例于病后 1 年内死亡，病程迁延数年者罕见。

二、格斯特曼综合征（GSS）

1. 概述 GSS 是一种以慢性进行性小脑共济失调、构音障碍和痴呆为主要表现的疾病。

2. 临床表现 以小脑共济失调、锥体束征和痴呆为主，常见步态不稳、失明、下肢肌肉无力萎缩、腱反射减低等症状。

3. 治疗及预后 无特殊治疗，患者存活时间为 1～11 年，是朊蛋白病中存活时间最长的一种。

三、致死性家族性失眠症

1. 概述 致死性家族性失眠症是一种常染色体显性遗传性朊蛋白疾病。

2. 临床表现 顽固性失眠、随意运动障碍和自主神经功能障碍等。

3. 治疗及预后 无特殊治疗，平均存活时间为 14 个月。

第六节 螺旋体感染性疾病

一、神经梅毒

（一）概述

神经梅毒系由苍白密螺旋体感染人体后出现的脑脊膜、血管或脑脊髓实质损害的一组临床综合征，是晚期（Ⅲ期）梅毒全身性损害的重要表现。

（二）临床表现

1. 无症状型神经梅毒 瞳孔异常可提示本病。根据血清学试验和检查白细胞数超过 $5 \times 10^6/L$ 可诊断，MRI 可发现脑膜有增强信号。

2. 脑膜神经梅毒 主要为青年男性，可见发热、头痛和颈强等症状。

3. 脑膜、脊髓膜血管梅毒 脑内囊基底核区 Heubner 动脉、豆纹动脉等最常受累。脊髓膜血管梅毒可表现横贯性（脊膜）脊髓炎，运动、感觉及排尿异常。

4. 脊髓痨（阿 - 罗瞳孔是重要体征）、麻痹性神经梅毒、先天性神经梅毒等。

（三）辅助检查

1. 脑脊液 淋巴细胞数增多，蛋白质含量增高，糖含量减低或正常。

2. 非特异性螺旋体检测试验 性病检查试验、快速血浆抗体试验、梅毒螺旋体凝集试验。

3. 特异性螺旋体血清学试验 包括螺旋体固定术试验和荧光密螺旋体抗体吸附试验，可作为确诊实验。

（四）治疗

1. 病因治疗 青霉素 G（首选药物）、头孢曲松钠、多西环素等。

2. 对症治疗 闪电样疼痛可用卡马西平，内脏危象用阿托品和吩噻嗪类有效。

二、神经莱姆病

（一）概述

神经莱姆病是伯氏疏螺旋体引起的神经系统感染。

（二）临床表现

1. I 期 蜱叮咬后 3～32 天，除慢性游走性红斑（EGM）外，可有头痛、肌痛及面神经瘫痪，ECM 常在 3～4 周后消失。

2. II 期 出现无菌性脑膜炎或脑膜脑炎，双侧面神经麻痹、记忆和睡眠障碍，剧烈神经根痛或肢体无力，脑脊液淋巴细胞数增多等。

3. III 期 出现慢性关节炎，少数可见慢性脑脊髓病。

（三）治疗

1. 伯氏疏螺旋体对四环素、氨苄西林和头孢曲松高度敏感。早期治疗包括四环素、多西环素或阿莫西林、克拉霉素等。

2. 脑膜炎或中枢神经系统受累可用头孢曲松、青霉素或头孢噻肟。

三、神经系统钩端螺旋体病

（一）概述

钩端螺旋体病是由各种不同型的致病螺旋体引起的自然疫

源性人畜共患急性传染病。受染动物的组织、尿液或被污染的地下水、土壤或蔬菜等为主要传染源。

（二）临床表现

1. 早期（钩体血症期） 发热、头痛、眼结膜充血、腓肠肌压痛等感染中毒症状。

2. 中期（钩体血症极期及后期） 病后 4 ~ 10 天，表现为脑膜炎的症状和体征，剧烈头痛、频繁呕吐等。

3. 后期（后发症期或恢复期） 神经系统后发症包括后发脑膜炎型、钩体脑动脉炎、脊髓损害以及周围神经病。

（三）治疗

疾病早期给予青霉素治疗，疗程至少 1 周。对青霉素过敏者，可用四环素，疗程不得少于 1 周。脑膜炎和有变态反应性脑损害患者可加用糖皮质激素治疗，脑梗死患者可予血管扩张剂治疗。

第七节　脑寄生虫病

一、脑囊虫病

（一）概述

脑囊虫病是由猪绦虫蚴虫（囊尾蚴）寄生脑组织形成包囊所致。是最常见的中枢神经系统寄生虫感染。

（二）临床表现

1. 脑实质型 临床表现与包囊的位置有关。皮质包囊引起癫痫发作、偏瘫、感觉缺失、偏盲和失语；小脑的包囊引起共济失调等。

2. 蛛网膜型 脑膜刺激症状、交通性脑积水和脑膜炎等表现。

3. 脑室型　阻塞性脑积水，引起布龙征发作，甚至死亡等。

4. 脊髓型　罕见，在颈胸段出现硬膜外的损害。

（三）辅助检查

血和脑脊液检查（嗜酸性粒细胞数增多，ELISA 检测血清和脑脊液囊虫抗体阳性）、头颅 CT 和 MRI 检查有助于鉴别诊断。

（四）治疗

常用吡喹酮、阿苯达唑。用药后，死亡的囊尾蚴可引起严重的急性炎症反应和脑水肿，可引起脑疝，须严密监测，应给予皮质激素或脱水剂治疗。

二、脑型血吸虫病

（一）概述

大多数由日本血吸虫引起，多发于青壮年，男性多于女性。

（二）临床表现

1. 急性型　暴发起病，感染 4～6 周出现症状，以脑膜炎为主要表现，可表现为急性脊髓炎型。

2. 慢性型　主要表现为慢性血吸虫脑病，虫卵所致肉芽肿形成。临床表现可为肿瘤型、癫痫型和脊髓压迫型。

（三）治疗

药物治疗首选吡喹酮。硝硫氰胺是近年来新合成的抗血吸虫药，可部分通过血脑屏障进入脑组织等。其他有对症治疗。本病经治疗后预后较好。

三、脑棘球蚴病

（一）概述

脑棘球蚴病又称脑包虫病，是一种由细粒棘球绦虫的幼虫

（棘球蚴）侵入颅内，形成包虫囊肿所致疾病。主要见于畜牧地区，农村儿童多见。

（二）临床表现

常见头痛、呕吐、视盘水肿等颅内压增高的症状，以及局灶性神经系统体征、癫痫发作等。病情缓慢进展，并随脑内囊肿的增大病情逐渐加重。

（三）治疗

手术彻底摘除囊肿，但不宜穿破囊肿。阿苯达唑可使囊肿缩小。

四、脑型肺吸虫病

（一）概述

脑型肺吸虫病是由卫氏并殖吸虫和墨西哥并殖吸虫侵入人体，移行入脑导致的中枢神经系统损害所引起的疾病。

（二）临床表现

据临床症状可分为不同的类型，可表现为发热、头痛、部分性及全身性癫痫发作、偏瘫、失语、共济失调、视觉障碍、精神症状和痴呆等症状和体征。

（三）治疗

急性和亚急性脑膜脑炎患者可用吡喹酮或硫氯酚治疗，慢性肿瘤型需外科手术治疗。

第八节　艾滋病所致神经系统障碍

一、概述

艾滋病即获得性免疫缺陷综合征（AIDS），是由人类免疫

缺陷病毒 -1（HIV -1）感染所致。HIV 感染后细胞免疫系统缺陷和中枢神经系统的直接感染是艾滋病神经系统损害的病因。

二、临床表现

1. HIV 原发性神经系统感染

（1）HIV 急性原发性神经系统感染 包括急性可逆性脑病（意识模糊、记忆力减退和情感障碍）、急性化脓性脑膜炎（头痛、颈强、畏光和四肢关节疼痛）、单发脑神经炎等。

（2）HIV 慢性原发性神经系统感染 包括 AIDS 痴呆综合征（皮质下痴呆）、复发性或慢性脑膜炎（慢性头痛和脑膜刺激征）、慢性进展性脊髓病（进行性痉挛性截瘫等）、周围神经病以及肌病（炎性肌病最常见）。

2. 机会性中枢神经系统感染 脑弓形虫病、真菌感染、病毒感染、细菌感染以及寄生虫感染。

3. 其他 继发性中枢神经系统肿瘤、继发性脑卒中。

四、治疗

1. 抗 HIV 治疗 核苷反转录酶抑制剂（齐多夫定、拉米夫定）、非核苷反转录酶抑制剂（奈韦拉平）、蛋白酶抑制剂（印地那韦）等。

2. 增加免疫功能 异丙肌苷、甘草酸或进行骨髓移植、胸腺移植等免疫重建。

3. 其他 治疗机会性感染以及其他（中医药及针灸治疗）等。

小结速览

中枢神经系统感染性疾病

病毒感染性疾病
1. 单纯疱疹毒性脑炎治疗：抗病毒药物（阿昔洛韦）、肾上腺皮质激素（地塞米松）、对症治疗
2. 病毒性脑膜炎治疗：对症治疗、抗病毒（免疫血清球蛋白）
3. 其他病毒感染性脑病或脑炎：进行性多灶性白质脑病、亚急性硬化性全脑炎等

细菌感染性疾病
1. 化脓性脑膜炎治疗：抗菌治疗（头孢曲松、青霉素）、激素治疗（地塞米松）、对症支持治疗
2. 结核性脑膜炎治疗：抗结核（异烟肼、利福平、吡嗪酰胺）、皮质激素（泼尼松）等

新型隐球菌脑膜炎 ｛辅助检查：脑脊液检查、影像学检查（CT、MRI）

自身免疫性脑炎 ｛治疗：免疫治疗（糖皮质激素、免疫球蛋白）、对症支持治疗

朊蛋白病
1. 克－雅病病因：外源性朊蛋白感染、内源性朊蛋白基因突变
2. 格斯待曼综合征临床表现：小脑共济失调、痴呆
3. 致死性家族性失眠症

螺旋体感染性疾病
1. 神经梅毒治疗：病因治疗（青霉素G）、对症治疗（卡马西平、阿托品）
2. 神经莱姆病临床表现：Ⅰ期（头痛、肌痛）、Ⅱ期（脑膜刺激征）、Ⅲ期（慢性关节炎）
3. 神经系统钩端螺旋体病治疗：青霉素

脑寄生虫病
1. 脑囊虫病治疗：吡喹酮、阿苯达唑
2. 脑型血吸虫病治疗：首选吡喹酮
3. 脑棘球蚴病治疗：手术彻底摘除
4. 肺型肺吸虫病治疗：吡喹酮及手术治疗

艾滋病所致神经系统障碍 ｛治疗：齐多夫定、异丙肌苷、针灸治疗等

第十三章　中枢神经系统
脱髓鞘疾病

- ● **重点**　急性播散性脑脊髓炎的临床表现。
- ○ **难点**　脑白质营养不良的表现。
- ★ **考点**　多发性硬化的治疗、视神经脊髓炎的诊断及治疗。

第一节　多发性硬化

一、概述

多发性硬化（MS）是一种免疫介导的中枢神经系统慢性炎性脱髓鞘性疾病。主要临床特点为病灶的空间多发性和时间多发性。

二、病因

病毒感染与自身免疫反应、遗传因素、环境因素。

三、临床表现

1. 起病年龄多在 20～40 岁，男女患病之比约为 1∶2。以急性/亚急性起病多见。

2. 临床特征　绝大多数表现为空间和时间多发性。

3. 临床症状和体征　肢体无力（最多见）、感觉异常、眼部症状（急性视神经炎、球后视神经炎）、共济失调、发作性症状（持续时间短暂、可被特殊因素诱发的感觉或运动异常）、精神症状以及其他症状等。

四、分型

复发缓解型 MS（RR - MS）	最常见，多数最初表现为复发缓解病程，以神经系统症状急性加重，伴完全或不完全缓解为特征
继发进展型 MS	约 50% RR - MS 型患者在发病约 10 年后，残疾持续进展，无复发，或伴复发和不完全缓解
原发进展型 MS	发病时残疾持续进展，且持续至少 1 年，无复发
进展复发型 MS	发病时残疾持续进展，伴有复发和不完全缓解

五、辅助检查

1. 脑脊液（CSF）

（1）CSF 单个核细胞数　轻度增高或正常，一般不超过 $50 \times 10^6/L$。

（2）IgG 鞘内合成检测　CSF - IgG 指数增高，CSF - IgG 寡克隆区带阳性率可达 95% 以上。

2. 诱发电位　视觉诱发电位、脑干听觉诱发电位和体感诱发电位等，患者可有一项或多项异常。

3. MRI 检查　可见大小不一类圆形的 T_1 低信号、T_2 高信号。

六、诊断

1. 从病史和神经系统检查，表明中枢神经系统白质内同时存在着两处以上的病灶。

2. 起病年龄在 10～50 岁。

3. 有缓解与复发交替的病史，每次发作持续 24 小时以上；或呈缓慢进展方式而病程至少 1 年以上。

4. 可排除其他病因。

七、治疗

1. 急性发作期

（1）大剂量甲泼尼龙冲击治疗　是首选治疗方案，治疗原则为大剂量、短疗程，不主张小剂量长时间应用。

（2）静脉注射大剂量免疫球蛋白，或血浆置换治疗。

2. 疾病免疫修饰治疗

（1）复发型 MS　一线药物包括 β - 干扰素（减少炎性细胞穿透血脑屏障进入中枢神经系统）和醋酸格拉默，二线药物包括那他珠单抗和米托蒽醌。芬戈莫德和特立氟胺是美国 FDA 批准可用的药物。

（2）继发进展型 MS　米托蒽醌能延缓疾病进展。

（3）原发进展型 MS　主要是对症和康复治疗。

3. 对症治疗　疲劳（金刚烷胺、莫达非尼）、行走困难（达方吡啶）、膀胱功能障碍（可使用抗胆碱药物）、疼痛（卡马西平或苯妥英钠对急性疼痛可能有效）、认知障碍（多奈哌齐）及抑郁（选择性 5 - 羟色胺再摄取抑制剂）等。

第二节　视神经脊髓炎

一、概述

视神经脊髓炎（NMO）是免疫介导的主要累及视神经和脊髓的原发性中枢神经系统炎性脱髓鞘病。

二、临床表现

1. 多在 5 ~ 50 岁发病，女性多发。

2. 主要表现为单侧或双侧视神经炎以及急性脊髓炎。

3. 视神经炎起病急，视力下降可至失明，眼底可见视盘水肿、晚期可见视神经萎缩，多遗留显著视力障碍。

4. 横贯性脊髓炎表现为双下肢瘫痪、双侧感觉障碍和尿潴留，累及脑干的相关症状。

5. 部分患者伴有其他自身免疫性疾病。

6. 视神经脊髓炎谱系疾病表现为视神经炎、急性脊髓炎、最后区综合征（恶心、呕吐）、急性脑干综合征、急性间脑综合征以及大脑综合征等。

三、辅助检查

1. 脑脊液　细胞正常或增多；复发型脑脊液蛋白轻中度增高，电泳可检出寡克隆区带。血清 NMO – IgG（AQP4 抗体）多为阳性。

2. MRI　脊髓长节段炎性脱髓鞘病灶，连续长度一般 ≥3 个椎体节段，轴位像上病灶多位于脊髓中央；脊髓肿胀和强化。

3. 视觉诱发电位异常、血清其他自身免疫抗体可阳性。

四、鉴别诊断

临床特点	视神经脊髓炎	多发性硬化
性别（女：男）	（5 ~ 10）：1	2：1
发病遗留障碍	可致盲或严重视力障碍	致盲率较低

续表

临床特点	视神经脊髓炎	多发性硬化
临床病程	>85%为复发型，少数为单时相型，无继发进展过程	85%为复发–缓解型，最后大多发展成继发–进展型，10%为原发–进展型，5%为进展–复发型
血清NMO–IgG	大多阳性	大多阴性
脑脊液细胞	多数患者白细胞>5×10⁶/L，少数>50×10⁶/L，中性粒细胞较常见	多数正常，白细胞计数<50×10⁶/L，以淋巴细胞为主
脑脊液寡克隆区带阳性	较少见	常见
脊髓MRI	长脊髓病灶>3个椎体节段，轴位像多位于脊髓中央，可强化	脊髓病灶<2个椎体节段，多位于白质，可强化
脑MRI	早期可无明显病灶，或皮质下、下丘脑、丘脑、延髓最后区、导水管周围斑片状、片状高信号病灶，无明显强化	近皮质下白质、小脑及脑干、侧脑室旁白质圆形、类圆形、条片状高信号病灶，可强化

五、治疗

1. 急性发作期治疗 糖皮质激素（甲泼尼龙）、静脉滴注免疫球蛋白、血浆置换以及激素联合其他免疫抑制剂。

2. 缓解期治疗 主要是抑制免疫。一线药物包括硫唑嘌呤、吗替麦考酚酯和甲氨蝶呤，二线药物可选用环磷酰胺、米托蒽醌、那他珠单抗等。

3. 对症治疗。

第三节　急性播散性脑脊髓炎

一、概述

急性播散性脑脊髓炎（ADEM）是广泛累及脑和脊髓白质的急性炎症性脱髓鞘疾病，通常发生在感染后、出疹后或疫苗接种后。

二、临床表现

1. 好发于儿童和青壮年，多为散发，无季节性，感染或疫苗接种后 1 ~ 2 周急性起病。

2. 患者常突然出现高热、头痛、头昏、全身酸痛，严重时出现痫性发作、昏睡和深昏迷等。

小脑受累	共济失调
脊髓受累	受损平面以下的四肢瘫或截瘫
锥体外系受累	可出现震颤和舞蹈样动作

3. 急性坏死性出血性脑脊髓炎，病前 1 ~ 2 周内可有上呼吸道感染病史，起病急骤，病情凶险，死亡率高。

三、辅助检查

1. 外周血白细胞增多，血沉增快。脑脊液压力增高或正常，单核细胞增多。急性坏死性出血性脑脊髓炎则以多核细胞为主，红细胞常见，蛋白轻度至中度增高，以 IgG 增高为主，可发现寡克隆带。

2. EEG 常见弥漫的 θ 和 δ 波，可见棘波和棘慢复合波。

3. CT 显示白质内弥散性多灶性大片或斑片状低密度区，急性期呈明显增强效应。MRI 可见脑和脊髓灰白质内散在多发的 T_1 低信号、T_2 高信号病灶。

四、鉴别诊断

临床特点	多发性硬化（MS）	ADEM
脑病症状	疾病早期很少	常见
MRI 的灰白质大片病灶	很少	经常见到
MRI 追踪改变	有复发和新病灶出现	病灶可消失或仅有少许后遗症
CSF 白细胞增多	很少见	不同程度
寡克隆带	经常阳性	多为一过性阳性
对皮质激素反应	很好	非常好

五、治疗

1. 糖皮质激素早期足量应用，是主要治疗方法。

2. 血浆置换或免疫球蛋白等。

第四节 弥漫性硬化和同心圆性硬化

一、弥漫性硬化

（一）概述

弥漫性硬化是亚急性或慢性广泛的脑白质脱髓鞘疾病，又称为 Schilder 病。

（二）临床表现

1. 幼儿或少年期发病，男性较多，亚急性、慢性进行性恶化病程，多数月或数年内死亡。

2. 视力障碍可早期出现，常见痴呆、精神障碍、皮质聋、偏瘫、四肢瘫、假性延髓性麻痹等；可有癫痫发作、共济失调、锥体束征、视盘水肿。

（三）辅助检查

1. 脑脊液 细胞数正常或轻度增高增高、蛋白轻度增高。

2. 脑电图 高波幅慢波占优势的慢波出现，多见视觉诱发电位（VEP）异常。

3. CT 可显示脑白质大片低密度区。MRI 可见脑白质 T_1 低信号、T_2 高信号的弥漫性病灶。

（四）治疗

主要采取对症及支持疗法，加强护理。

二、同心圆性硬化

（一）概述

Balo 同心圆性硬化又称 Balo 病，较少见，是具有特异性病理改变的大脑白质脱髓鞘疾病。

（二）临床表现

1. 患者多为青壮年，急性起病。

2. 多以精神障碍为首发症状，后出现轻偏瘫、失语、眼外肌麻痹、眼球浮动和假性延髓性麻痹等。

3. 体征包括轻偏瘫、肌张力增高及病理征等。

4. MRI 显示额、顶、枕和颞叶白质洋葱头样或树木年轮样黑白相间类圆形病灶等。

（三）治疗

试用糖皮质激素，多数患者可恢复，部分患者死于并发症。

第五节　脑白质营养不良

一、异染性脑白质营养不良

（一）概述

异染性脑白质营养不良是一种神经鞘脂沉积病。有家族倾向，为常染色体隐性遗传。

（二）临床表现

1. 幼儿型（1~4 岁），男多于女，出现双下肢无力、步态异常、痉挛和易跌倒，伴语言障碍及智能减退。可有视神经萎缩、吞咽困难等。

2. 少数为少年型，成人型极少。常以精神障碍、行为异常、记忆力减退为首发症状。晚期出现构音障碍、四肢活动不灵活等，可见视盘苍白萎缩。

3. 尿液芳基硫酸酯酶 A 明显缺乏，活性消失，硫脑苷脂阳性。CT 或 MRI 证实两侧半球对称性白质病灶。

（三）治疗

以支持、对症治疗为主，基因疗法尚在探索阶段。

二、肾上腺脑白质营养不良

（一）概述

肾上腺脑白质营养不良是一种脂质代谢障碍病。呈 X 性连锁隐性遗传。

（二）临床表现

1. 多在儿童期（5~14 岁）发病，一般为男孩，脑部损害或肾上腺皮质功能不全均可为首发症状，病程缓慢进展。

2. 神经系统早期症状常表现为情感障碍、步态不稳和上肢意向性震颤，晚期出现偏瘫或四肢瘫、皮质盲、耳聋等，重症可见痴呆、癫痫发作和去大脑强直等。

3. 肾上腺皮质功能不足等表现。

（三）治疗

1. 肾上腺皮质激素替代治疗。

2. 食用富含不饱和脂肪酸饮食，避免食用含长链脂肪酸食物。

第六节　脑桥中央髓鞘溶解症

一、概述

脑桥中央髓鞘溶解症（CPM）是一种少见的可致死性的中枢神经系统脱髓鞘疾病，以脑桥基底部对称性脱髓鞘为病理特征。绝大多数患者存在酒精中毒晚期、慢性肾衰竭透析治疗后、肝功能衰竭等基础疾病以及营养不良等。

二、临床表现

1. 散发，男女皆可发病。发生于任何年龄。患者常为慢性酒精中毒晚期或常伴严重威胁生命的疾病。

2. 患者常在原发疾病基础上突然发生脑桥基底部中线附近的皮质脊髓束、皮质延髓束、上行网状激活系统等受累的症状，声音嘶哑和发音困难为首发症状，可表现为假性昏迷和完全或不完全闭锁综合征。

三、辅助检查

1. **MRI**　是目前最有效的辅助检查手段。

2. 脑干听觉诱发电位　可发现脑桥被盖部病变。

3. 脑电图　呈弥漫性低波幅慢波，与意识状态有关，无特征性。

4. PET　显示脑桥病灶区早期高代谢，晚期低代谢改变。

5. 血生化检查　常可发现低钠血症。

四、治疗

以对症支持治疗为主，积极处理原发病。

小结速览

中枢神经系统脱髓鞘疾病
- 多发性硬化
  - 1. 病因：病毒感染、自身免疫、遗传因素、环境因素
  - 2. 治疗：急性发作期（甲泼尼龙、免疫球蛋白）、疾病免疫修饰（β-干扰素、米托蒽醌）、对症治疗
- 视神经脊髓炎
  - 治疗：糖皮质激素、硫唑嘌呤、环磷酰胺等
- 急性播散性脑脊髓炎
  - 1. 临床表现：儿童和青壮年好发、意识障碍、头痛、共济失调等
  - 2. 治疗：糖皮质激素早期治疗、血浆置换等
- 弥漫性硬化和同心圆性硬化
  - 1. 弥漫性硬化治疗：对症及支持疗法
  - 2. 同心圆性硬化临床表现：急性起病、轻偏瘫、眼外肌麻痹、失语
- 脑白质营养不良
  - 1. 异染性脑白质营养不良治疗：支持、对症治疗，基因疗法
  - 2. 肾上腺脑白质营养不良治疗：肾上腺糖皮质激素、不饱和脂肪酸饮食
- 脑桥中央髓鞘溶解症
  - 病因：酒精中毒晚期、肝功能衰竭、营养不良等

第十四章 运动障碍性疾病

> ● **重点** 帕金森病的表现。
> ○ **难点** 亨廷顿病的表现、肝豆状核变性的诊断。
> ★ **考点** 帕金森病治疗、小舞蹈病的表现。

第一节 帕金森病

一、概述

帕金森病又称震颤麻痹，是一种常见于中老年的神经系统变性疾病，临床上以静止性震颤、运动迟缓、肌强直和姿势平衡障碍为主要特征。男性多于女性。

二、病因

与环境因素、遗传因素、神经系统老化、多因素交互作用有关。

三、临床表现

1. 运动症状

（1）静止性震颤 常为首发症状，多由一侧上肢远端开始，静止位时出现或明显，随意运动时减轻或停止，紧张或激动时加剧，入睡后消失。拇指与示指呈"搓丸样"动作。

（2）肌强直 可出现铅管样强直、齿轮样强直。

（3）运动迟缓　随意运动减少，动作缓慢、笨拙，可见面具脸、语速变慢和语音低调、写字过小征。

（4）姿势步态障碍　早期走路时患侧上肢摆臂幅度减小或消失，下肢拖曳。病情进展后步态障碍明显，有时出现"冻结"现象或前冲步态、慌张步态。

2. 非运动症状

（1）感觉障碍　早期嗅觉减退或睡眠障碍，尤其是快速动眼睡眠行为异常。中、晚期常有肢体麻木、疼痛。

（2）自主神经功能障碍　临床常见，后期可出现性功能减退、排尿障碍或直立性低血压。

（3）精神和认知障碍　近半数患者伴有抑郁，常伴焦虑。晚期发生认知障碍乃至痴呆，以及幻觉。

四、辅助检查

1. 血、唾液、脑脊液　少数可发现血 DNA 基因突变；可发现脑脊液和唾液中 α – 突触核蛋白、DJ – 1 蛋白含量有改变。

2. 嗅棒及经颅超声　早期患者嗅觉减退，绝大多数患者的黑质回声异常增强。

3. 其他　分子影像以及病理检查。

五、诊断

1. 临床确诊的帕金森病　①不存在绝对排除标准；②至少存在两条支持性标准；③没有警示征象。

2. 临床很可能的帕金森病　①不符合绝对排除标准；②如果出现警示征象则需要通过支持性标准来抵消；如果出现 1 条警示征象，必须需要至少 1 条支持性标准抵消；如果出现 2 条警示征象，必须需要至少 2 条支持性标准抵消；如果出现 2 条以上警示征象，则诊断不能成立。

六、治疗

（一）治疗原则

1. 综合治疗 药物治疗（首选）、手术治疗、运动疗法、心理疏导及照料护理。

2. 用药原则 提倡早诊断、早治疗，尽可能以小剂量达到满意临床效果。

（二）早期帕金森病治疗

	适用情况	不良反应
抗胆碱能药	主要适用于震颤明显且年轻患者，老年患者慎用，闭角型青光、眼及前列腺肥大患者禁用	口干、视物模糊、便秘、排尿困难等
金刚烷胺	对少动、强直、震颤均有改善作用，对改善异动症有帮助	下肢网状青斑、踝部水肿等；肾功能不全、哺乳期妇女禁用
复方左旋多巴	最基本、最有效的药物，对强直、少动、震颤等均有良好疗效。活动性消化道溃疡者慎用，闭角型青光眼、精神病患者禁用	恶心、呕吐、低血压、心律失常；症状波动、异动症和精神症状等
DR 激动剂	减少或推迟并发症的发生	直立性低血压和精神症状等
MAO－B 抑制剂	与复方左旋多巴合用可增强疗效，改善症状波动，胃溃疡者慎用	失眠
COMT 抑制剂	与复方左旋多巴合用，可增强托卡朋的疗效，改善症状波动	腹泻、头痛、多汗、口干、转氨酶升高、腹痛、尿色变黄等

（三）中晚期帕金森病治疗

1. 运动并发症治疗

（1）症状波动　①疗效减退：加用雷沙吉兰、DR 激动剂；②"开关现象"：应用长效 DR 激动剂、微泵持续输注左旋多巴甲酯或乙酯。

（2）异动症　剂峰异动症（减少复方左旋多巴单次剂量，加用金刚烷胺或氯氮平）、双相异动症（微泵持续输注 DR 激动剂或左旋多巴甲酯或乙酯更有效）、肌张力障碍（发生于"关"期或"开"期的肌张力障碍可适当增加或减少复方左旋多巴用量）。

（3）步态障碍　MAO－B 抑制剂和金刚烷胺可能有帮助，必要时使用助行器甚至轮椅，做好防护。

2. 非运动症状的治疗　包括对睡眠障碍、感觉障碍、自主神经功能障碍、精神障碍的治疗。

（四）手术及干细胞治疗

手术方法主要有神经核毁损术和脑深部电刺激术（DBS），手术靶点包括苍白球内侧部、丘脑腹中间核和丘脑底核。

（五）中医、康复及心理治疗

可改善生活质量，教育与心理疏导也是重要的辅助措施。

第二节　肝豆状核变性

一、概述

肝豆状核变性又称威尔逊病，是一种遗传性铜代谢障碍所致的肝硬化和以基底核为主的脑部变性疾病。

二、病因和发病机制

肝豆状核变性是基因突变导致的遗传性疾病，*ATP7B* 基因突变是本病的主要原因。

三、临床表现

多见于 5~35 岁，男稍多于女。

1. 神经系统症状　主要是锥体外系症状，表现为肢体舞蹈样、手足徐动样动作、肌张力障碍、表情怪异、静止性、意向性或姿势性震颤等。

2. 精神症状　主要为情感障碍、行为异常，少数可有各种幻觉、妄想、人格改变、自杀等。

3. 肝脏症状　大多表现为非特异性慢性肝病症状群，肝损害还可导致内分泌紊乱。

4. 眼部异常　K－F 环是最重要的体征，多见于双眼。

5. 其他　皮肤色素沉着，肾性糖尿、蛋白尿、氨基酸尿等，肾小管性酸中毒、肌无力、肌萎缩等。

四、辅助检查

1. 血清铜蓝蛋白降低是诊断的重要依据，但与病情、病程及驱铜治疗效果无关。铜氧化酶活性可间接反映血清铜蓝蛋白含量。

2. 血清铜降低、尿铜显著增加、肝铜量升高（是诊断的金标准）。

3. 肝肾功能损害。

4. CT 显示双侧豆状核区低密度灶，MRI 显示 T_1 低信号、T_2 高信号，大脑皮质萎缩。X 线平片可见骨质疏松、骨关节炎或骨软化等。

5. 其他　离体皮肤成纤维细胞培养、基因检查。

五、诊断

主要根据：①肝病史、肝病征或锥体外系表现；②血清铜蓝蛋白显著降低和（或）肝铜增高；③角膜 K – F 环；④阳性家族史。

六、治疗

1. 低铜饮食　避免食用坚果类、巧克力、豌豆、香菇、各种动物肝和血等。

2. 阻止铜吸收　锌剂、四巯钼酸胺。

3. 促进铜排泄　D – 青霉胺（首选药物，需终生服用）、三乙基四胺 、二巯丁二酸钠等。

4. 其他　中药治疗、对症治疗以及手术治疗（脾切除、肝移植）。

第三节　小舞蹈病

一、概述

小舞蹈病又称 Sydenham 舞蹈病、风湿性舞蹈病，是风湿热在神经系统的常见表现。本病多见于儿童和青少年。

二、病因

与 A 组 β 溶血性链球菌感染引起的自身免疫反应有关。

三、临床表现

1. 舞蹈症　主要累及面部和肢体远端，情绪紧张时加重、安静时减轻、睡眠时消失。发病 2 ~ 4 周内加重，3 ~ 6 个月自发缓解。

2. 肌力 肌张力低下和肌无力。

3. 精神障碍 有时出现精神症状先于舞蹈症。

4. 其他 急性风湿热表现。

四、辅助检查

1. 血清学检查 血沉快、白细胞计数升高、抗链球菌溶血素 O（ASO）升高、C 反应蛋白升高。

2. 咽拭子培养 可见 A 组溶血型链球菌。

3. 脑电图 示轻度弥漫性慢活动，无特异性。

五、治疗

1. 对症治疗 对舞蹈症状可选用多巴胺受体拮抗剂，如氯丙嗪、氟哌啶醇等。

2. 病因治疗 青霉素或头孢类抗生素。

3. 免疫疗法 可用糖皮质激素、血浆置换、免疫球蛋白静脉注射等。

第四节　亨廷顿病

一、概述

亨廷顿病又称亨廷顿舞蹈病、慢性进行性舞蹈病、遗传性舞蹈病，是一种常染色体显性遗传的基底核和大脑皮质变性疾病，临床上以隐匿起病、缓慢进展的舞蹈症、精神异常和痴呆为特征。

二、临床表现

1. 椎体外系症状 以舞蹈样不自主运动最常见、最具特征性。典型表现为手指弹钢琴样动作和面部怪异表情，累及躯干可产生舞蹈样步态，可合并手足徐动及投掷症。随病情进展，舞蹈样不自主运动可逐渐减轻而肌张力障碍及动作迟缓、肌强直、姿势不稳等帕金森综合征渐趋明显。

2. 精神障碍及痴呆。

3. 其他 快速眼球运动（扫视）常受损，可伴癫痫发作，睡眠和（或）性功能障碍常见，晚期出现构音障碍和吞咽困难。

三、治疗

1. 多巴胺受体阻滞剂 氟哌啶醇、氯丙嗪、奋乃静、硫必利等。

2. 中枢多巴胺耗竭剂 丁苯那嗪。

3. 其他 补充中枢 γ–氨基丁酸或拟胆碱药物。

第五节　肌张力障碍

一、概述

肌张力障碍是一种由肌肉不自主间歇或持续性收缩所导致的异常重复运动和（或）异常姿势的运动障碍疾病。

二、病因

1. 原发性肌张力障碍 为常染色体显性或隐性遗传，或 X 染色体连锁遗传。

2. 继发性肌张力障碍 见于感染、变性病（如肝豆状核变性）、中毒（一氧化碳等）、代谢障碍等。

三、临床表现

1. 扭转痉挛 指全身性扭转性肌张力障碍，临床以四肢、躯干甚至全身剧烈而不随意的扭转动作和姿势异常为特征。按原因分为原发性和继发性两型。

（1）儿童期起病者　多有阳性家族史，症状常自一侧或两侧下肢开始，逐渐进展至广泛的不自主扭转运动和姿势异常，导致严重的功能障碍。

（2）成年期起病者　多为散发，症状常自上肢或躯干开始，约20%的患者最终发展为全身性肌张力障碍，一般不发生严重致残。

2. Meige 综合征　主要表现为眼睑痉挛和口－下颌肌张力障碍，主要累及眼肌和口－下颌部肌肉。

3. 痉挛性斜颈　是胸锁乳突肌等颈部肌群阵发性不自主收缩引起颈部向一侧扭转。

4. 手足徐动症　是肢体远端为主的缓慢弯曲的蠕动样不自主运动，以躯干为轴扭转。

5. 书写痉挛和其他职业性痉挛。

6. 多巴反应性肌张力障碍　常首发于下肢，表现为上肢或下肢的肌张力障碍和异常姿势或步态，步态表现为腿僵直、足屈曲或外翻，严重者可累及颈部。

7. 发作性运动障碍。

四、诊断

根据病史、不自主运动和（或）异常姿势的特征性表现和部位等，症状诊断通常不难。

五、治疗

1. 药物治疗　抗胆碱能药（大剂量苯海索）、地西泮、氟哌啶醇、左旋多巴等。

2. A 型肉毒素局部注射疗效较佳，注射部位选择痉挛最严重的肌肉或肌电图显示明显异常放电的肌群。

3. 手术治疗。

第六节　其他运动障碍性疾病

一、原发性震颤

1. 概述　又称特发性震颤，是以震颤为唯一表现的常见运动障碍性疾病，1/3 患者有阳性家族史，呈常染色体显性遗传。

2. 临床表现　隐匿起病，缓慢发病，见于任何年龄。主要表现为姿势性震颤和动作性震颤，往往见于上肢，也常累及头部。部分患者饮酒后震颤可暂时减轻，情绪激动或紧张、疲劳、寒冷等可使震颤加重。

3. 治疗

（1）一线用药　普萘洛尔、扑痫酮。

（2）二线用药　苯二氮䓬类药、加巴喷丁、A 型肉毒素等。

二、抽动秽语综合征

1. 病因　遗传因素可能是本病有关病因。

2. 临床表现　多在 2 ~ 15 岁起病，男性多于女性。临床特征是由表情肌、颈肌或上肢肌肉迅速、反复、不规则抽动起病，以后症状加重，出现肢体及躯干的暴发性不自主运动。可有轻至中度行为异常、注意力缺陷多动障碍。

3. 治疗　药物治疗联合心理疏导有效，包括氟哌啶醇、舒必利等。

三、迟发性运动障碍

1. 概述　又称迟发性多动症，是抗精神病药物诱发持久的刻板重复的不自主运动。

2. 病因　在长期阻断纹状体多巴胺能受体后，后者反应超敏所致。也可能与基底核 γ – 氨基丁酸功能受损有关。

3. 临床表现

（1）多发生于老年患者，尤其是女性。

（2）节律性刻板重复的舞蹈 – 手足徐动样不自主运动。

4. 治疗

（1）重在预防，服用抗精神病药物应有明确指征，长期用药应进行监测。

（2）停服致病药物，对症治疗可选硫必利、利血平、丁苯那嗪等。

小结速览

运动障碍性疾病

- 帕金森病
  1. 临床表现：运动症状（静止性震颤、肌强直）、非运动症状（感觉障碍、自主神经功能障碍、精神和认识障碍）
  2. 治疗：药物治疗（抗胆碱能药、金刚烷胺、复方左旋多巴）、手术（神经核毁损术）

- 肝豆状核变性
  1. 辅助检查：血清铜蓝蛋白和铜氧化酶活性、人体微量铜等
  2. 治疗：低铜饮食、阻止铜吸收（锌剂、四巯钼酸胺）、促进铜排泄（D – 青霉胺）等

- 小舞蹈病
  1. 辅助检查：血清学、咽拭子（A 组溶血型链球菌）、脑电图等
  2. 治疗：对症、病因（青霉素）、免疫治疗（糖皮质激素、血浆置换）

运动障碍性疾病
├ 亨廷顿病 ┤治疗：多巴胺受体阻滞剂（氯丙嗪、奋乃静）、中枢多巴胺耗竭剂（丁苯那嗪）等

├ 肌张力障碍
│ 　1. 病因：原发性（常染色体显性遗传）、继发性（感染、变性病、中毒）等
│ 　2. 临床表现：扭转痉挛（肌张力障碍）、Meige综合征（眼睑痉挛）、痉挛性斜颈等

└ 其他运动障碍性疾病
　　1. 原发性震颤治疗：一线用药（普萘洛尔）、二线用药（加巴喷丁）
　　2. 抽动秽语综合征治疗：药物治疗（氟哌啶醇、舒必利）、心理疏导
　　3. 迟发性运动障碍治疗：预防为主、对症治疗（硫必利、利血平）

第十五章　癫痫

第一节　概述

一、概述

癫痫是多种原因导致的脑部神经元高度同步化异常放电所致的临床综合征。

二、病因

分类	年龄相关	病因
特发性癫痫	某一特定年龄发病	不明
症状性癫痫	任何年龄	各种明确的中枢神经系统结构损伤或功能异常所致
隐源性癫痫	症状性癫痫，现有检查手段不能发现明确的病因

三、影响发作的因素

年龄、遗传因素、睡眠和内环境改变。

四、发病机制

痫性放电的起始（神经元异常放电）、痫性放电的传播（放电反复通过突触联系和强直后的易化作用诱发周边及远处的神经元同步放电）、痫性放电的终止。

五、病理

包括海马硬化、苔藓纤维出芽和齿状回结构的异常（颗粒细胞弥散增宽最常见）等。

第二节　癫痫的分类

一、癫痫发作的分类

1. 部分性发作　是源于大脑半球局部神经元的异常放电。

（1）单纯部分性发作　发作一般不超过1分钟，无意识障碍。

部分运动性发作	身体局部发生不自主抽动，常见 Jackson 发作、旋转性发作、姿势性发作以及发音性发作
部分感觉性发作	躯体感觉性发作常表现为一侧肢体麻木感和针刺感，病灶多在中央后回躯体感觉区；还可见特殊感觉性发作、自主神经性发作
自主神经性发作	出现苍白、面部及全身潮红、瞳孔散大和欲排尿感等。病灶多位于岛叶、丘脑及周围（边缘系统）
精神性发作	各种类型的记忆障碍、错觉、复杂幻觉等

（2）复杂部分性发作　又称为颞叶癫痫，分型：①仅有意识障碍；②意识障碍和自动症；③意识障碍和运动症状。

（3）部分发作性继发全面性发作。

2. 全面性发作

（1）全面强直－阵挛性发作　强直期（全身骨骼肌持续性收缩）、阵挛期、发作后期（括约肌松弛）等。

（2）强直性发作　全身骨骼肌强直性收缩，常伴有明显的自主神经症状，发作持续数秒至数十秒。

（3）阵挛性发作　婴幼儿多见，重复阵挛性抽动伴意识丧失，之前无强直期。持续 1 分钟至数分钟。

（4）失神发作　①典型失神发作：突然短暂的（5～10 秒）意识丧失，呼之不应，双眼茫然凝视，可伴简单自动性动作或伴失张力，一般不跌倒，事后对发作全无记忆等。②不典型失神：除意识丧失外，常伴肌张力降低，偶有肌阵挛。

（5）肌阵挛发作　快速、短暂、触电样肌肉收缩，可遍及全身。见于任何年龄。

（6）失张力发作　姿势性张力丧失所致，持续数秒至 1 分钟。

二、癫痫或癫痫综合征的分类

与部位有关的癫痫（如症状性癫痫）、全面性癫痫和癫痫综合征（隐源性或症状性）、不能确定为部分性或全面性癫痫或癫痫综合征、特殊综合征等。

第三节　癫痫的诊断

一、病史和体检

1. 病史　起病年龄、发作的详细过程、诱因和治疗经过等。

2. 既往史　母亲妊娠是否异常及妊娠用药史等。

3. 家族史　各级亲属中是否有癫痫发作或与之相关的疾病。

二、辅助检查

1. 脑电图 是癫痫最重要的辅助检查方法。

2. 神经影像学检查 CT 和 MRI 可确定脑结构异常或病变。SPECT、PET 能反映脑局部代谢变化，辅助癫痫灶的定位。

三、鉴别诊断

1. 晕厥 与癫痫发作比较，跌倒时较缓慢，表现为面色苍白、出汗，有时脉搏不规则，偶可伴有抽动、尿失禁等。单纯性晕厥发生于直立位或坐位。

2. 假性癫痫发作

特点	癫痫发作	假性癫痫发作
发作场合	任何情况下	有精神诱因及有人在场
特点	突然刻板发作	发作形式多样及强烈自我表现
眼位	上睑抬起、眼球上窜或向一侧偏转	眼睑紧闭、眼球乱动
面色和黏膜	发绀	苍白或发红
瞳孔	散大、对光反射消失	正常、对光反射存在
对抗被动运动	不能	可以
摔伤、舌咬伤、尿失禁	可有	无
持续时间及终止方式	1~2分钟，自行停止	长达数小时，需安慰及暗示
锥体束征	Babinski 症（+）	（-）

3. 其他 与发作性睡病、低血糖症、短暂性脑缺血发作等鉴别。

第四节 癫痫的治疗

一、药物治疗

1. 治疗一般原则 确定是否用药、正确选择药物、明确药物的用法、严密观察不良反应、尽可能单药治疗及合理的联合治疗。增药可适当得快，减药一定要慢，停药应遵循缓慢和逐渐减量的原则。

2. 常用抗癫痫药

（1）传统抗癫痫药物（AEDs）

苯妥英钠	对全面性强直阵挛发作和部分性发作（GTCS）有效，婴幼儿和儿童不宜服用
卡马西平	部分性发作的首选
丙戊酸钠	可作为 GTCS 合并典型失神发作的首选药物
苯巴比妥	为小儿癫痫的首选药物，对发热、惊厥有预防作用
其他	乙琥胺（仅用于单纯失神发作）、扑痫酮、氯硝西泮

（2）新型抗癫痫药物 托吡酯、拉莫三嗪、加巴喷丁、非尔氨酯以及奥卡西平等。

二、手术

癫痫病灶的切除术 基本点：①癫痫灶定位须明确；②切除病灶应相对局限；③术后无严重功能障碍的风险。

第五节 癫痫持续状态

一、概述

癫痫持续状态或称癫痫状态，目前认为患者出现全面强直阵挛性发作持续 5 分钟以上即有可能发生神经元损伤，对于 GTCS 的患者若发作持续时间超过 5 分钟就该考虑癫痫持续状态的诊断，并须用 AEDs 紧急处理。

二、分类

1. 全面性发作持续状态 全面性强直 – 阵挛性发作持续状态（最常见）、强直性发作持续状态、阵挛性发作持续状态、肌阵挛性发作持续状态和失神发作持续状态。

2. 部分性发作持续状态 单纯部分性发作持续状态、边缘叶性癫痫持续状态、偏侧抽搐状态伴偏侧轻瘫。

三、治疗

1. 一般措施

（1）对症处理 保持呼吸道通畅，定时行血气分析、生化检查等。

（2）建立静脉通道。

（3）积极防治并发症。

2. 药物选择 地西泮、苯妥英钠、10% 水合氯醛以及副醛。

3. 难治性癫痫持续状态 可用异戊巴比妥、咪达唑仑、丙泊酚、利多卡因等。

小结速览

癫痫
- 概述 { 癫痫发作因素：年龄、遗传因素、睡眠、内环境改变
- 分类→癫痫发作的分类：部分性、全面性发作
- 诊断→病史和体检、脑电图、影像学检查
- 治疗 {
  1. 药物治疗：苯妥英钠、卡马西平等
  2. 手术治疗：癫痫病灶的切除术
- 癫痫持续状态 {
  1. 分类：全面性发作持续状态、部分性发作持续状态
  2. 治疗：对症治疗、药物治疗

第十六章 脊髓疾病

● **重点** 脊髓血管疾病、脊髓亚急性联合变性的治疗。
○ **难点** 脊髓压迫症、空洞症的临床表现。
★ **考点** 急性脊髓炎的临床表现和治疗。

第一节 急性脊髓炎

一、概述

急性脊髓炎是指各种感染后引起自身免疫反应所致的急性横贯性脊髓炎性病变，又称急性横贯性脊髓。

二、病因

可能与病毒感染后自身免疫反应有关，并非直接感染所致。

三、临床表现

本病可见于任何年龄，但以青壮年多见。急性起病，起病时有低热，病变部位神经根痛，肢体麻木无力和病变节段束带感。大多在数小时或数日内出现受累平面以下运动障碍、感觉缺失及膀胱、直肠括约肌功能障碍。以胸段脊髓炎最为常见。

1. 运动障碍 病变水平以下痉挛性瘫痪，发病初期可有脊髓休克，肌力从下向上恢复。

2. 感觉障碍 病变水平以下所有感觉缺失，在感觉缺失平面的上缘可有感觉过敏和束带感，恢复时感觉平面逐步下移。

3. 自主神经功能障碍 排尿障碍，病变平面下少汗、皮肤干燥、指甲松脆等。

四、辅助检查

1. 脑脊液 压力正常、外观无色透明、以淋巴细胞为主、细胞数和蛋白含量可正常和轻度增高、糖和氯化物正常。

2. 电生理检查 视觉诱发 VEP 电位正常、下肢体感诱发电位波幅减低、运动诱发电位异常、肌电图正常或呈失神经改变。

3. 影像学检查 脊柱 X 线平片正常，MRI 可见脊髓严重肿胀的表现。

五、治疗

1. 一般治疗 加强护理，防治各种并发症。

2. 药物治疗 应用皮质激素（甲泼尼龙）、大剂量免疫球蛋白、B 族维生素、抗生素等。

3. 其他 康复治疗。

第二节 脊髓压迫症

一、概述

椎管内或椎骨占位性病变引起的脊髓受压的一大组疾病。

二、病因

包括肿瘤（常见）、炎症（结核性脑脊髓膜炎）、脊柱外伤、脊柱退行性病变等。

三、临床表现

1. 急性患者　多表现横贯性损伤，出现脊髓休克等。

2. 慢性患者　根痛期（神经根痛和脊膜刺激症状）、部分受压期（半切综合征）、完全受压期（完全横贯性损伤）。

（1）神经根症状　主要表现是根痛或局限性障碍。疼痛剧烈难忍，改变体位可使症状减轻或加重。病变位于脊髓腹侧者可无根痛症状，早期可出现前根刺激症状。

（2）感觉障碍　脊髓丘脑束受累产生对侧躯体较病变水平低 2～3 个节段以下的痛温觉减退或缺失，受压平面高者症状明显。

（3）运动障碍　受压部位不同，症状不同。

（4）反射异常　腱反射改变、腹壁反射和提睾反射缺失。

（5）自主神经症状以及脊膜刺激症状等。

四、辅助检查

1. 脑脊液检查　脑脊液常规、生化检查及动力学变化，对确定脊髓压迫症和脊髓受压的程度很有价值。

2. 影像学检查　脊柱 X 线片（骨折、骨质破坏）、CT 及 MRI、椎管造影以及核素扫描。

五、诊断

首先明确脊髓损害为压迫性或非压迫性；再确定脊髓受压部位及平面，进而分析压迫是位于髓内、髓外硬膜内还是硬膜外以及压迫的程度；最后确定压迫性病变的病因及性质。

六、治疗

去除病因，可行手术者应尽早进行。急性脊髓压迫时在起病 6 小时内减压。瘫痪肢体应行康复治疗及功能训练，防治并发症。

第三节　脊髓蛛网膜炎

一、概述

因蛛网膜增厚与脊髓、脊神经根粘连，或形成囊肿阻塞脊髓腔导致脊髓功能障碍的疾病。

二、病因

感染性（脊柱结核、流感）、外伤性（脊髓损伤）、化学性（鞘内注射药物）和其他等。

三、临床表现

1. 多慢性起病，逐渐进展。

2. 临床表现多样，可呈单发或多发的神经根痛，感觉障碍多双侧不对称，运动障碍为不对称的单瘫、截瘫或四肢瘫等。

四、辅助检查

1. **脑脊液检查**　呈淡黄色，淋巴细胞数接近正常而蛋白增高，脑脊液流出后可自动凝固。

2. **椎管造影**　管腔不规则狭窄，碘油串珠状分布等。

3. **MRI**　明确囊肿性质、部位、大小，并了解病灶对周围重要组织的损害情况。

五、治疗

1. **病因治疗**　抗感染或抗结核治疗等。

2. 弥漫型或脑脊液细胞明显增多者，不宜手术，可选用肾上腺皮质激素、血管扩张药等治疗。囊肿型可行囊肿摘除术。

第四节 脊髓空洞症

一、概述

脊髓空洞症是一种慢性进行性脊髓疾病，病变多位于颈髓，亦可累及延髓，称为延髓空洞症。可单独发生或并发。

二、病因

与先天性发育异常、脑脊液动力学异常、血液循环异常等因素有关。

三、临床表现

（1）多在 20～30 岁发病，进展缓慢。

（2）感觉障碍 常为首发症状，支配区自发性疼痛，节段性分离性感觉障碍以及晚期脊髓丘脑侧束受累。

（3）运动障碍 如前角细胞受累出现相应节段支配区域肌无力、肌萎缩、肌束颤动、肌张力减低、腱反射减退或缺失等。

（4）神经营养性障碍及其他症状 皮肤营养障碍表现为皮肤增厚、过度角化，皮肤及手指苍白。关节痛觉缺失可引起夏科关节等。空洞可累及延髓。

四、辅助检查

MRI 是确诊的首选方法。

五、治疗

1. 对症治疗 B 族维生素、镇痛剂等。

2. 手术治疗 空洞较大、伴有椎管梗阻者行上颈段椎板切除减压术等。

3. 放射治疗 疗效不肯定。

第五节 脊髓亚急性联合变性

一、概述

由于维生素 B_{12} 的摄入、吸收、结合、转运或代谢障碍导致体内含量不足而引起的中枢和周围神经系统变性的疾病。

二、病因

本病与维生素 B_{12} 缺乏有关。

三、临床表现

1. 中年以后起病，男女无明显差别。

2. 早期多有贫血、舌炎等病史，神经症状为双下肢无力、发硬和双手动作笨拙、步态不稳、踩棉花感等，随后手指、足趾末端对称性持续刺痛、麻木和灼烧感等，双下肢振动觉、位置觉障碍，可有手套-袜套样感觉减退。

3. 双下肢不完全性痉挛性瘫痪，病变严重可能出现肌张力低、腱反射减弱，病理征常为阳性。括约肌功能障碍出现较晚。

4. 精神异常，认知功能减退，甚至痴呆。

四、辅助检查

1. 血象和骨髓涂片检查 提示巨细胞低色素性贫血，维生素 B_{12} 含量降低。

2. 胃液分析 抗组胺性胃酸缺乏。

3. 脑脊液检查多正常，MRI 可示脊髓病变部位。

五、治疗

1. 病因治疗 给予富含 B 族维生素的食物，治疗肠炎、胃炎等导致吸收障碍的疾病。

2. 药物治疗

（1）一旦确诊应立即开始大剂量维生素 B_{12} 治疗，维生素 B_{12} 吸收障碍者需终生用药。

（2）贫血者可合用铁剂，不宜单独使用叶酸，否则可加重神经症状。

（3）胃液中缺乏游离胃酸的萎缩性胃炎患者，可服用胃蛋白酶合剂或饭前服稀盐酸合剂。

3. 康复治疗 瘫痪肢体的功能锻炼，辅以针灸、理疗等。

第六节 脊髓血管疾病

一、概述

脊髓血管疾病分为缺血性、出血性及血管畸形三大类。

二、病因

严重低血压以及脊髓动脉粥样硬化、动脉炎、肿瘤、蛛网膜粘连等可导致缺血性脊髓病。脊髓血管畸形和动脉瘤的破裂可引起脊髓出血，血液病、肿瘤和抗凝治疗后可引起自发性出血，外伤是椎管内出血的主要原因。约 1/3 的脊髓血管畸形患者合并相应脊髓节段皮肤血管瘤、颅内血管畸形和脊髓空洞症等。

三、临床表现

（一）缺血性脊髓血管病

1. 脊髓短暂性缺血发作 突发起病，持续时间 <24 小时，

不遗留后遗症。表现为间歇性跛行和下肢远端发作性无力，或仅有自发性下肢远端发作性无力，可自行缓解，反复发作，间歇期无症状。

2. 脊髓梗死 症状在数分钟或数小时达到高峰。

（1）脊髓前动脉综合征 以中胸段或下胸段多见，首发症状常为突发病变水平根痛或弥漫性疼痛。

（2）脊髓后动脉综合征 为急性根痛，病变水平以下深感觉缺失和感觉性共济失调，痛温觉和肌力保存，括约肌功能常不受累。

（3）中央动脉综合征 病变水平相应节段的下运动神经元性瘫、肌张力减低、肌萎缩，多无锥体束损害和感觉障碍。

（二）出血性脊髓血管病

1. 硬脊膜外、硬脊膜下出血 主要表现为截瘫及感觉障碍，症状迅速加重且范围进行性扩大。

2. 髓内出血 为急性剧烈背痛、数分钟或数小时后迅速出现损害水平以下运动障碍、感觉障碍及括约肌功能障碍。

3. 蛛网膜下腔出血 表现为急骤的颈背痛、脑膜刺激征、截瘫。

4. 脊髓表面血管破裂出血 可能只有背痛而无脊髓受压表现。

（三）脊髓血管畸形

大多为动静脉畸形，分为硬脊膜动静脉瘘、髓内动静脉畸形、髓周动静脉瘘和混合型。病变多见于胸腰段。

四、辅助检查

1. 脑脊液 椎管内出血脑脊液压力可增高。蛛网膜下腔出血时呈血性，梗阻时蛋白升高、压力较低。

2. CT 和 MRI　可显示脊髓出血、梗死、增粗，增强后可发现血管畸形。

3. 脊髓血管造影　可显示脊髓表面的畸形血管。

五、治疗

缺血性疾病	病因治疗，应用血管扩张剂及促进神经功能恢复的药物，镇静镇痛
出血性疾病	硬膜外或硬膜下血肿应及时手术清除，其他类型椎管出血应行病因治疗＋脱水剂＋止血剂
血管畸形	血管结扎、切除、介入栓塞

第七节　放射性脊髓病

一、概述

接受放射治疗的恶性肿瘤患者经一段时间治疗后产生脊髓损害称放射性脊髓病。

二、病因

鼻咽癌、食管癌患者接受放射性治疗可造成脊髓损伤。

三、临床表现

早期短暂型	症状轻微，一般 3 个月后症状可消退
急性瘫痪型	起病较快，主要表现为截瘫或四肢瘫，症状达高峰后病情逐渐稳定

续表

| 慢性进展型 | 最常见，以感觉障碍和运动障碍逐渐加重为特点 |
| 下运动神经元损伤型 | 表现为下运动神经元损害征象 |

四、辅助检查

脑脊液检查正常或蛋白稍高，椎管通畅；MRI 检查可发现微小病灶。

五、治疗

部分患者可用糖皮质激素、抗氧化剂改善症状；亦可用针灸和康复治疗。注意预防。

小结速览

脊髓疾病 {
　急性脊髓炎 { 治疗：一般治疗、药物治疗（甲泼尼龙、大剂量免疫球蛋白）和康复治疗
　脊髓压迫症 {
　　1. 临床表现：分为急性脊髓压迫综合征、慢性脊髓压迫综合征
　　2. 治疗：去除病因，急性脊髓压迫及时解除，康复治疗等
　脊髓蛛网膜炎 { 病因：感染性（流感）、外伤性（脊髓外伤）、化学性（鞘内注射药物）等
　脊髓空洞症 { 治疗：主要包括对症治疗（B 族维生素）、手术治疗（上颈段椎板切除减压术）
}

脊髓疾病 {
- 脊髓亚急性联合变性 {
  1. 临床表现：双下肢不完全性痉挛性瘫痪、括约肌功能障碍等
  2. 治疗：病因治疗、药物治疗（大剂量维生素 B_{12} 等）和康复治疗
  }
- 脊髓血管疾病→分类：缺血性、出血性及血管畸形
- 放射性脊髓病 {
  临床表现：早期短暂型（3 个月可消退）、急性瘫痪型、慢性进展型和下运动神经元损伤型
  }
}

第十七章　周围神经疾病

- ● **重点**　三叉神经痛的表现。
- ○ **难点**　慢性炎性脱髓鞘性多发神经根神经病的治疗。
- ★ **考点**　面神经炎的表现、吉兰-巴雷综合征的治疗。

第一节　脑神经疾病

一、三叉神经痛

（一）病因

尚未完全明了，包括周围学说和中枢学说。

（二）临床表现

1. 多发于成年人及老年人，女性多于男性。

2. 发作多累及三叉神经2、3支的支配区，每次持续数秒到1~2分钟，突发突止，间歇期完全正常。口角、鼻翼、颊部或舌部为扳机点，严重病例可出现痛性抽搐。

3. 病程呈缓解复发趋势，病程越长发作越频繁、病情越重，很少自愈。神经检查一般无阳性体征。

（三）辅助检查

1. 神经电生理检查　主要用于排除继发性三叉神经痛。

2. 影像学检查　头颅 MRI 检查可排除器质性病变所致继发性三叉神经痛。

（四）鉴别诊断

1. 继发性三叉神经痛　持续性疼痛，患侧面部感觉减退、角膜反射迟钝等，同时有其他颅神经受累。

2. 牙痛　持续性钝痛，X 线检查可发现龋齿、肿瘤等有助鉴别。

3. 舌咽神经痛　疼痛性质类似三叉神经痛，疼痛位于扁桃体、舌根、咽、耳道深部，吞咽、讲话、呵欠、咳嗽可以诱发。

（四）治疗

1. 药物治疗　卡马西平（首选）、苯妥英钠、加巴喷丁、普瑞巴林等。

2. 封闭治疗　药物无效者可用无水乙醇、甘油封闭神经分支或半月神经节，但注射区面部感觉缺失。

3. 经皮半月神经节射频电凝疗法　适用于年老体衰有系统疾病、不能耐受手术者。

4. 手术治疗　近年来推崇三叉神经微血管减压术。

二、特发性面神经麻痹

（一）概述

特发性面神经麻痹亦称面神经炎或贝尔麻痹，是因茎乳孔内面神经非特异性炎症所致的周围性面瘫。

（二）病因

未明，目前认为与嗜神经病毒感染有关。常在受凉或上呼吸道感染后发病。

（三）临床表现

1. 任何年龄均可发病，多见于 20~40 岁，男性多于女性。

2. 通常急性起病，主要表现为患侧面部表情肌瘫痪，额纹消失，不能皱额蹙眉，眼裂不能闭合或者闭合不全。发病前

1～2天可有患侧耳后持续性疼痛和乳突部压痛。面神经炎还可因面神经受损部位不同而出现其他一些临床表现。

3. 体格检查可见"贝尔征"。

（四）诊断

根据急性起病、临床表现主要为周围性面瘫，无其他神经系统阳性体征，排除颅内器质性病变，即可确诊。

（五）治疗

1. 药物治疗　皮质激素（急性期尽早使用）、B族维生素、阿昔洛韦等药物治疗。

2. 理疗　超短波透热疗法、红外线照射或局部热敷等。

3. 护眼及康复治疗。

三、面肌痉挛

（一）概述

面肌痉挛又称面肌抽搐，是指一侧面部肌肉间断性不自主阵挛性抽动或无痛性强直。

（二）病因

未明，常由异常动脉或静脉、罕见基底动脉瘤、听神经瘤、脑干梗死或多发性硬化所致。

（三）临床表现

1. 中年以后起病，女性较多。

2. 发病早期多为眼轮匝肌间歇性抽搐，后逐渐缓慢扩散至一侧面部其他面肌，以口角部肌肉抽搐最为明显，严重者可累及同侧颈阔肌。紧张、疲倦、自主运动时抽搐加剧，入睡后停止。少数患者病程晚期可伴患侧面肌轻度瘫痪。

（四）治疗

1. 肉毒素 A 局部注射　是首选方法。

2. 药物治疗 可选用镇静药、抗癫痫药，如卡马西平、氯硝西泮、加巴喷丁等。

3. 手术治疗 如面神经微血管减压术，周围神经切断术也可能有效。

四、多发性脑神经损害

（一）概述

多发性脑神经损害是指各种病因所致单侧或双侧多数脑神经病变。临床主要表现为多种脑神经损害综合征。

（二）病因

常由肿瘤（如鼻咽癌）、血管病（如动脉瘤）、感染（如局限性硬脑膜炎）以及外伤（如颅底骨折、血肿、出血等）引起。

（三）治疗

关键在于病因治疗。

第二节 脊神经疾病

一、单神经病及神经痛

（一）桡神经麻痹

1. 病因 腋部或上肢受压、感染、肩关节脱臼、肱桡骨骨折、上肢贯通伤、铅和乙醇中毒、手术时上臂长时间过度外展或新生儿脐带绕上臂均可造成桡神经受损。

2. 临床表现

（1）高位损伤（腋部） 完全性桡神经麻痹时上肢各伸肌全部瘫痪，肘、腕、掌指关节都不能伸直，前臂于伸直时不能旋后，手通常位于旋前位。

（2）肱骨中 1/3 损伤 肱三头肌分支以下部位损伤，肱三头肌功能正常，余诸伸肌瘫痪。

（3）肱骨下端或前臂上 1/3 损伤 肱三头肌、肱桡肌、旋后肌和伸腕肌功能保存。

（4）前臂中 1/3 以下损伤 伸指功能丧失而无腕下垂。桡神经麻痹的感觉障碍限于"虎口区"。

3. 治疗 病因治疗、营养神经治疗。

（二）正中神经麻痹

1. 病因 继发于肩、肘关节脱位者多为牵拉伤。

2. 临床表现

（1）运动障碍 表现为握力及前臂旋前功能受损。完全麻痹时前臂旋前完全不能、腕外展屈曲不能、握拳无力，拇指不能对掌、外展及屈曲，大鱼际萎缩、猿手。前臂中 1/3 或下 1/3 损伤时，运动障碍仅限于拇指外展、屈曲及对掌等。

（2）感觉障碍 手掌桡侧半，拇指、中指及示指掌面，环指桡侧半掌面，示、中指末节和环指末节桡侧半背面感觉减退或消失，常合并灼性神经痛。

（3）腕管综合征 正中神经在腕管内受压所致，表现为桡侧 3 指感觉障碍、麻木、疼痛，大鱼际肌萎缩。

3. 治疗 腕关节制动，局部理疗。服用非甾体抗炎药。亦可在腕管内注射泼尼松龙 0.5ml 加 2% 的普鲁卡因 0.5ml。必要时松解神经。

（三）尺神经麻痹

1. 病因 外伤、压迫、炎症、骨折、麻风等。

2. 临床表现

（1）运动障碍 手部小肌肉运动功能萎缩、无力，手指精细动作减退或不能，可出现"爪形手"，伴小鱼际肌及骨间肌萎缩。前臂尺神经中 1/3 和 下 1/3 受损伤时仅见手部小肌肉麻痹。

（2）感觉障碍　手背尺侧，小鱼际肌、小指、环指尺侧半减退或消失。

2. 治疗　主要针对病因治疗，也可使用神经营养药及类固醇类药物，辅以理疗，加强功能锻炼。

（四）腓总神经麻痹

1. 病因　常见外伤、压迫，糖尿病、铅中毒及滑囊炎等也可引起。

2. 临床表现　足、足趾背屈不能，足下垂，走路呈跨阈步态，小腿前外侧及足背部感觉障碍。

3. 治疗　病因治疗，加用神经营养剂及局部治疗等。

（五）胫神经麻痹

1. 概念　胫神经的主要功能为屈膝、足跖屈、内翻及足趾跖屈等。

2. 临床表现

（1）足和足趾跖屈不能，屈膝及足内收受限，跟腱反射减弱或消失。足趾爪形姿势，行走时足跟着地。

（2）小腿后面、足底、足外侧缘感觉障碍，偶有足趾、足底疼痛、烧灼感等感觉异常。

3. 治疗　病因治疗；急性期可使用皮质激素、B 族维生素等，针灸、理疗等治疗。必要时手术。

（六）枕神经痛

1. 病因　颈椎病、外伤、骨关节炎、呼吸道感染等。

2. 临床表现　起源于枕部的一侧性持续性钝痛，向头顶、乳突部或外耳放射，阵发加剧，枕外隆突下压痛等。

3. 治疗 病因治疗，神经营养药、局部封闭、理疗等对症治疗，必要时手术治疗。

（七）臂丛神经痛

1. 病因

（1）特发性 可能是变态反应性疾病，与病毒感染、分娩、外科手术等有关。

（2）继发性 多由于邻近组织病变压迫所致，如颈椎病、锁骨骨折等。

2. 临床表现

（1）特发性 多见于成年人，早期有发热、乏力等全身症状，继之肩、上肢疼痛，上肢肌无力，腱反射改变和感觉障碍。

（2）继发性 肩、上肢出现针刺、烧灼或酸胀感，夜间或上肢活动时明显，臂丛分布区运动、感觉障碍，局限性肌萎缩，腱反射减弱或消失等。臂丛神经牵拉试验和直臂抬高试验多呈阳性。

3. 治疗 首选病因治疗，辅以非甾体抗炎药。可用2%普鲁卡因与泼尼松龙痛点局部封闭等。可试用局部理疗、针灸、颈椎牵引等。

（八）肋间神经痛

1. 病因 带状疱疹、肺炎、胸膜炎等。

2. 临床表现 疼痛位于一个或几个肋间，多呈持续性刺痛、灼痛，呼吸、咳嗽、打喷嚏可加剧疼痛，可有相应肋间的皮肤感觉过敏和肋骨边缘压痛。带状疱疹性肋间神经痛在相应肋间可见疱疹，疼痛出现于疱疹前，疱疹消失后疼痛可持续一段时间。

3. 治疗 病因治疗（切除肿瘤、抗感染等）、对症治疗（局部封闭等）。

（九）股外侧皮神经炎

1. 病因 局部受压、腹部肿瘤、妊娠子宫压迫、外伤、糖尿病单神经病等。

2. 临床表现 常见于男性，多为单侧，大腿外侧下 2/3 区感觉异常如蚁走感、麻木、疼痛，久站或步行较久后症状加剧，局部感觉过敏、减退或消失。

3. 治疗

（1）病因治疗。

（2）药物 口服镇痛镇静剂或卡马西平等缓解疼痛，大剂量 B 族维生素或 2% 普鲁卡因局部封闭。

（3）必要时手术治疗。

（十）坐骨神经痛

1. 病因

（1）原发性 病因不明。

（2）继发性 坐骨神经在其通路上受压或刺激，根性压迫较多，常由椎管内和脊柱病变如腰椎间盘突出等引起，干性压迫主要为椎管外病变。

2. 临床表现

（1）单侧居多。疼痛主要沿坐骨神经径路由腰部、臀部向股后、小腿后外侧和足外侧放射。常为持续性钝痛、阵发性加剧。

（2）行走、牵拉坐骨神经时疼痛明显，患者常采取减痛姿势。直腿抬高试验（Lasegue 征）阳性，患侧小腿外侧和足背可出现感觉障碍；踝反射减弱或消失；L_4、L_5 棘突旁、骶髂旁、腓肠肌处等有压痛点。。

3. 治疗 病因治疗、药物治疗（镇痛剂、神经营养剂）、封闭疗法（普鲁卡因或加泼尼松）、物理疗法以及手术治疗。

（十一）股神经痛

1. 病因 骨盆股骨骨折、枪伤、刺割伤以及中毒、糖尿病等。

2. 临床表现 下肢无力，行走时步伐细小，皮支损伤有分布区剧烈神经痛及痛觉过敏，大腿前内和小腿内侧痛觉减退或消失；腱反射减弱或消失等。

3. 治疗 病因治疗、药物治疗（皮质激素、镇痛剂、神经营养药）、股神经封闭。

二、多发性神经病

（一）概述

多发性神经病是肢体远端受累为主的多发性神经损害。

（二）病因

中毒（药物、化学品）、营养障碍、代谢障碍、感染或炎症性、自身免疫疾病及其他。

（三）临床表现

通常为肢体远端对称性感觉、运动和自主神经功能障碍。

1. 感觉异常 早期出现针刺、蚁走和感觉过度等刺激性症状，后渐出现肢体远端对称性深浅感觉减退或缺失，呈手套－袜套样分布。

2. 运动障碍 肢体远端下运动神经元性瘫痪，远端对称性肌无力、肌萎缩、肌束颤动，四肢腱反射减弱或消失。

3. 自主神经功能障碍 肢体远端皮肤发凉、多汗、无汗、指甲松脆、皮肤菲薄、干燥、脱屑、竖毛障碍、高血压及直立性低血压等。

（四）治疗

1. 病因治疗。

2. 一般治疗 使用 B 族维生素及辅酶 A、ATP 等神经营养药，急性期卧床休息，加强护理。疼痛者可用镇痛药，严重者可用卡马西平和苯妥英钠，恢复期可用针灸、理疗及康复治疗。

三、吉兰－巴雷综合征

（一）概述

吉兰－巴雷综合征（GBS）是一种自身免疫介导的周围神经病，主要损害多数脊神经根和周围神经，也常累及脑神经。临床特点为急性起病，症状多在 2 周左右达到高峰，表现为多发神经根及周围神经损害，常有脑脊液蛋白－细胞分离现象，多呈单时相自限性病程，静脉注射免疫球蛋白和血浆置换治疗有效。

（二）病因

可能与空肠弯曲菌（CJ）、巨细胞病毒、肺炎支原体等感染有关。白血病、淋巴瘤、器官移植后使用免疫抑制剂或患者有自身免疫病常合并 GBS。

（三）临床分型

1. 急性炎性脱髓鞘性多发神经根神经病（AIDP） 最常见，主要病变为多发神经根和周围神经节段性脱髓鞘。病程有自限性。

2. 急性运动轴索性神经病（AMAN） 以广泛的运动脑神经纤维和脊神经前根及运动纤维轴索病变为主。

3. 急性运动感觉轴索性神经病（AMSAN） 以广泛神经根和周围神经的运动与感觉纤维的轴索变性为主。

4. Miller－Fisher 综合征（MFS） 以眼肌麻痹、共济失调和腱反射消失为主要临床特点。

（四）治疗

1. 一般治疗

（1）抗感染　胃肠道 CJ 感染可用大环内酯类抗生素。

（2）呼吸道管理　保持呼吸道通畅，预防感染等。

（3）营养支持。

（4）对症治疗及防治并发症。

2. 免疫治疗　血浆置换、免疫球蛋白静脉注射、糖皮质激素。

3. 神经营养　B 族维生素治疗。

4. 康复治疗　运动、理疗、针灸及按摩等。

四、慢性炎性脱髓鞘性多发性神经根神经病 (CIDP)

（一）概述

CIDP 是一组免疫介导的炎性脱髓鞘疾病，呈慢性进展或复发性病程。

（二）临床表现

1. 各年龄组均可发病，男女发病率相似。起病隐匿，逐渐发展。

2. 对称性肢体远端或近端无力，可伴体位性低血压、心律失常等自主神经功能障碍。查体示四肢肌力减退，肌张力低，腱反射减弱或消失，四肢末梢性感觉减退或消失，腓肠肌可有压痛，Kernig 征可阳性。

（三）辅助检查

1. 脑脊液检查　脑脊液蛋白 - 细胞分离，少数患者蛋白含量正常，部分呈寡克隆带阳性。

2. 电生理检查　周围神经传导速度减慢、传导阻滞、异常波形离散。

3. 腓肠神经活检 可见"洋葱头样"改变。

（四）治疗

1. 糖皮质激素 是首选治疗药物。

2. 血浆置换和静脉注射免疫球蛋白 必要时使用免疫抑制剂。

3. 神经营养 B族维生素治疗。

4. 其他 对症治疗及康复治疗。

小结速览

周围神经疾病

脑神经疾病
1. 三叉神经痛治疗：药物（卡马西平）、封闭治疗（无水乙醇）
2. 特发性面神经麻痹治疗：药物治疗（皮质激素）、理疗（红外线照射）等
3. 面肌痉挛治疗：肉毒素A局部注射、药物治疗、手术治疗
4. 多发性脑神经损害病因：肿瘤、血管病、感染等

脊神经疾病
1. 单神经病及神经痛：桡神经麻痹治疗（病因、营养神经治疗）、尺神经麻痹病因（外伤、压迫）等
2. 多发性神经病病因：中毒、营养障碍、代谢障碍等
3. 吉兰-巴雷综合征治疗：抗感染（大环内酯类）、免疫治疗（血浆置换）等
4. 慢性炎性脱髓鞘性多发性神经根神经病辅助检查：脑脊液、电生理、腓肠神经活检检查等

第十八章 自主神经系统疾病

● **重点** 雷诺病的临床表现。
○ **难点** 红斑性肢痛症、面偏侧萎缩症的临床表现。
★ **考点** 雷诺病的治疗。

第一节 雷诺病

一、概述

雷诺病又称肢端动脉痉挛病，是阵发性肢端小动脉痉挛而引起的局部缺血现象。多见于青年女性，寒冷或情绪激动可诱发。

二、病因及发病机制

可能与交感神经功能紊乱、血管敏感性因素、血管壁结构因素和遗传因素有关。

三、临床表现

1. 多发生于青年女性，寒冷季节发病，每日发作 3 次以上，可自行缓解。
2. 间歇性肢端血管痉挛，伴有疼痛及感觉异常。

缺血期	双侧手指或足趾、鼻尖、外耳对称性地从末端开始苍白、变凉、皮肤出冷汗，伴有蚁行感、麻木感或疼痛感，持续数分钟至数小时
缺氧期	感觉障碍、皮温降低、肢端青紫、界限清楚和疼痛等，持续数小时至数日后消退或转入充血期
充血期	皮温上升，皮肤潮红，然后恢复正常。指尖偶有溃疡或坏疽，肌肉可轻度萎缩

3. 早期仅 1~2 个手指受累，后期则多个手指受累，并累及足趾，每次发作不一定累及相同的手指或足趾。

4. 体格检查见指（趾）发凉、手部多汗。

四、辅助检查

1. 彩色多普勒超声　可发现寒冷刺激时手指的血流量减少。

2. 激发试验　冷水试验、握拳试验。

3. 指动脉造影　显示动脉内膜增厚、管腔狭窄，偶见动脉闭塞。

4. 其他　血沉、微循环检查、C－反应蛋白等。

五、诊断及鉴别诊断

1. 诊断　根据患者典型临床表现，2 年以上病史，无其他引起血管痉挛发作疾病的证据。

2. 雷诺现象

特点	雷诺病	雷诺现象
起病	20~30 岁	30~40 岁
性别	女性多见	男性多见

续表

特点	雷诺病	雷诺现象
严重程度	较轻	较严重
组织坏死	少见	常见
分布	对称、双手和双足	非对称
甲皱毛细血管	正常	扩张、管腔不规则、血管祥增大
病因	不明	继发于其他疾病或药物等

六、治疗

1. 预防发作 注意保暖、戒烟、加强锻炼。避免情绪紧张，避免指（趾）损伤及溃疡等。

2. 药物治疗 钙通道阻滞剂（首选药）、血管扩张剂（利血平）、前列腺素（前列环素和前列地尔）等。

3. 其他治疗 外科治疗、血浆交换治疗以及生物反馈疗法等。

第二节 红斑性肢痛症

一、概述

红斑性肢痛症是一种少见的、病因不明的阵发性血管扩张性疾病。环境温度升高可诱发或加剧疼痛，温度降低可使疼痛缓解。

二、病因

尚不清楚。微循环调节功能障碍引起局部组织缺血缺氧，最终出现患处组织高灌注和缺血缺氧并存的现象，引起皮肤红肿、温度升高和剧痛。

三、临床表现

1. 多见于青年，夏季发病，冬季缓解。表现双侧肢端对称出现皮肤阵发性皮温升高，皮肤潮红、肿胀和剧烈疼痛。阵发性烧灼痛，冷水浸足、休息或抬高患肢，疼痛可减轻和缓解。

2. 严重患者可出现溃疡或坏疽。病变区可有感觉过敏。

3. 发作期可见血管扩张、温度升高等。反复发作者可见皮肤与指甲变厚。

四、诊断及鉴别诊断

1. 诊断　主要根据患者临床表现，原发性及遗传性需排除可引起继发性红斑性肢痛症的原发病。

2. 鉴别诊断　与雷诺病、血栓闭塞性脉管炎、小腿红斑病等鉴别。

五、治疗

1. 一般治疗　急性期卧床休息，抬高患肢，局部冷敷。

2. 药物治疗　阿司匹林、β受体阻滞剂、5-羟色胺再摄取抑制剂、前列腺素等。

3. 其他　物理治疗、封闭疗法、外科治疗，治疗原发病。

第三节　面偏侧萎缩症

一、概述

面偏侧萎缩症一种病因未明的、进行性发展的偏侧组织营养障碍性疾病。

二、临床表现

1. 多在儿童、少年期发病，一般在 10～20 岁，女性患者较多见。

2. 病初，患侧面部可有感觉异常、感觉迟钝或疼痛。萎缩过程可以从一侧面部任何部位开始，逐渐扩展到同侧面部及颈部，与对侧分界清晰，常呈条状并与中线平行。皮肤皱缩、毛发脱落呈"刀痕样"萎缩是特殊表现。严重者可有大脑半球萎缩以及骨骼和偏身萎缩等。

3. 可出现 Horner 征、眼球炎症、继发青光眼等。

4. 常与硬皮病、进行性脂肪营养不良有关或并存，可有癫痫或偏头痛发作。

三、辅助检查

X 线片示病变侧骨质变薄、短小。CT 和 MRI 可提示病变侧皮下组织、骨骼、脑及其他脏器呈萎缩性改变。B 超可见病变侧脏器变小。

四、治疗

目前尚无有效治疗方法，仅限于对症处理。

第四节　其他自主神经系统疾病

1. 出汗异常　原发性多汗症、继发性多汗症、无汗症。治疗以病因治疗为主。

2. 家族性自主神经功能失调症　是以无泪液、异常多汗、皮肤红斑及舌部菌状乳头缺失为临床特征的一种少见的常染色体隐性遗传病。主要为对症处理。

3. 神经血管性水肿 也称急性神经血管性水肿，为发作性、局限性皮肤或黏膜水肿，压之较硬。起病急，抗过敏治疗有效。

4. 进行性脂肪营养不良 是一种罕见的以脂肪组织代谢障碍为特征的自主神经系统疾患。多于 5~10 岁起病，女性多见，呈进行性局部或全身性皮下脂肪组织萎缩、消失，由面部开始，继而累及颈肩、臂及躯干，常对称分布，部分合并局限的脂肪组织增生，患者可表现为脂肪消失、特殊肥胖及正常脂肪并存；可合并其他症状和疾病。目前尚无特殊治疗方法。

小结速览

自主神经系统疾病
- 雷诺病
  - 1. 病因：交感神经紊乱、血管敏感性因素等
  - 2. 治疗：预防发作（保暖、戒烟）、药物治疗（硝苯地平、利血平）等
- 红斑性肢痛症
  - 治疗：一般治疗（卧床休息）、药物治疗（阿司匹林、前列腺素）、物理治疗等
- 面偏侧萎缩症
  - 病因未明，进行性发展，目前仅限于对症处理
- 其他自主神经系统疾病
  - 1. 出汗异常：多汗、无汗
  - 2. 家族性自主神经功能失调症：无泪液、异常多汗等
  - 3. 神经血管性水肿：抗过敏治疗有效
  - 4. 进行性脂肪营养不良：脂肪组织代谢障碍

第十九章　神经－肌肉接头和肌肉疾病

● **重点**　重症肌无力的临床特征。

○ **难点**　多发性肌炎和皮肌炎的治疗、进行性肌营养不良症的表现。

★ **考点**　周期性瘫痪的分型和治疗、重症肌无力的治疗。

第一节　重症肌无力

一、概述

重症肌无力是一种神经－肌肉接头传递功能障碍的获得性自身免疫性疾病。主要由于神经－肌肉接头突触后膜上乙酰胆碱受体（AChR）受损引起。20～40 岁发病者女性多于男性；40～60 岁发病者以男性多见，多合并胸腺瘤。

二、病因

重症肌无力是获得性自身免疫性疾病，主要与自身抗体介导的突触后膜 AChR 损害有关。

三、病理

1. 胸腺　多有重量增加，淋巴滤泡增生，生发中心增多。部分合并胸腺瘤。

2. 神经－肌肉接头　突触间隙加宽，突触后膜皱褶变浅并且数量减少等。突触后膜 AChR 明显减少并可见免疫复合物沉积等。

3. 肌纤维　有时见肌纤维凝固、坏死、肿胀等。少数可见"淋巴溢"。慢性病变可见肌萎缩。

四、临床表现

1. 临床特征

（1）受累骨骼肌病态疲劳　出现严重无力甚至瘫痪，休息后症状减轻，有"晨轻暮重"现象。

（2）受累肌的分布和表现　全身骨骼肌均可受累。脑神经支配的肌肉最先受累，首发症状为一侧或双侧眼外肌无力，瞳孔括约肌不受累。可出现表情淡漠、苦笑面容、耸肩无力等，腱反射通常不受影响，感觉正常。

（3）重症肌无力危象　表现为咳嗽无力和呼吸困难（致死主因）、口咽肌无力和呼吸肌乏力者易发生危象。

（4）胆碱酯酶抑制剂治疗有效。

（5）病程特点　缓慢或亚急性起病，病程波动，晚期患者休息后不能完全恢复。多数病例迁延数年至数十年，少数可自然缓解。

2. 分型

分型	特　点
成年型	Ⅰ眼肌型：眼外肌受累
	ⅡA轻度全身型：可累及眼、面、四肢肌肉，无明显咽喉肌受累
	ⅡB中度全身型：四肢肌群受累明显、眼外肌麻痹、咽喉肌无力，呼吸肌受累不明显

续表

分型	特　点
成年型	Ⅲ急性重症型：累及延髓肌、肢带肌、躯干肌和呼吸肌，有重症肌无力危象，死亡率较高
	Ⅳ迟发重症型：病程达 2 年以上，常合并胸腺瘤，预后差
	Ⅴ肌萎缩型：少数患者肌无力伴肌萎缩
儿童型	新生儿型：哭声低、吸吮无力、肌张力低、动作减少
	先天性肌无力综合征：短期持续性的眼外肌麻痹，常有阳性家族史
少年型	多为单纯眼外肌麻痹，部分伴吞咽困难及四肢无力

五、辅助检查

1. 血、尿、脑脊液检查正常，常规肌电图检查基本正常，神经传导速度正常。

2. 重复神经电刺激　常用确诊方法，应在停用新斯的明 17 小时后进行。可见动作电位波幅第 5 波比第 1 波在低频刺激时递减 10% 以上或高频刺激时递减 30% 以上。

3. 单纤维肌电图　间隔时间延长。

4. AChR 抗体效价的检测　具有特征性意义。多数全身型重症肌无力患者的血清中 AChR 抗体浓度明显升高。

5. 其他检查　CT 和 MRI 检查可见胸腺增生、肥大，部分有甲状腺功能亢进，部分抗核抗体和甲状腺抗体阳性。

六、诊断

根据临床表现，药物试验、肌电图以及免疫学等检查的典型表现可诊断。

1. 疲劳试验 受累肌肉重复活动后无力明显加重。

2. 抗胆碱酯酶药物试验 包括腾喜龙试验和新斯的明试验。

七、鉴别诊断

1. Lambert－Eaton 肌无力综合征

	Lambert－Eaton	重症肌无力
性别	男性多	20～40 岁女性多
伴发疾病	恶性肿瘤（肺癌）	自身免疫病
肌肉受累	四肢近端肌无力，脑神经支配的受累少	全身骨骼肌受累，脑神经支配的受累多
重复电刺激	高频幅度提高 >200%	动作电位波幅第 5 波比第 1 波在低频刺激时递减 10% 以上或高频刺激时递减 30% 以上
自主神经症状	可有口干、无泪、阳痿	无

2. 肉毒杆菌中毒 有流行病学史，表现为对称性脑神经损害和骨骼肌瘫痪，新斯的明试验或依酚氯铵试验阴性。

3. 肌营养不良症 症状无波动，病情逐渐加重，肌萎缩明显，血肌酶明显升高，新斯的明试验阴性，抗胆碱酯酶药治疗无效。

八、治疗

1. 药物治疗

（1）胆碱酯酶抑制剂 可减轻肌无力。如口服溴吡斯的明，辅助药如氯化钾、麻黄碱可加强胆碱酯酶抑制剂的作用。

（2）肾上腺糖皮质激素　抑制自身免疫反应，减少 AChR 抗体的生成。包括冲击疗法、小剂量递增法。

（3）免疫抑制剂　适用于激素疗效不佳或不能耐受，或不能用激素者，如硫唑嘌呤、环磷酰胺等。

（4）禁用和慎用药物　氨基糖苷类抗生素、新霉素、多黏菌素、巴龙霉素；奎宁、奎尼丁；吗啡、地西泮等药物。

2. 胸腺治疗　包括胸腺切除和胸腺放射治疗。

3. 血浆置换以及大剂量静脉注射免疫球蛋白。

4. 危象的处理。

肌无力危象	抗胆碱酯酶药量不足导致，注射依酚氯铵或新斯的明后症状减轻则可诊断
胆碱能危象	继发于胆碱酯酶抑制剂药物过量（注射依酚氯铵症状加重），立即停药，恢复后调整用药剂量
反拗危象	对胆碱酯酶抑制剂不敏感（注射依酚氯铵症状无改变）。停止抗胆碱酯酶药，对气管插管或切开的患者可采用大剂量激素治疗，待运动终板功能恢复后再重新调整抗胆碱酯酶药物剂量

第二节　周期性瘫痪

一、低钾型周期性瘫痪

（一）概述

常染色体显性遗传病，我国以散发多见。临床表现为发作性肌无力、血清钾降低、补钾后能迅速缓解，是周期性瘫痪中最常见的类型。

（二）病因

主要致病基因位于 1 号染色体长臂，该基因编码肌细胞二氢吡啶敏感的 L 型钙离子通道蛋白，是二氢吡啶复合受体的一部分。

（三）临床表现

1. 20～40 岁男性多见。常见诱因有疲劳、饱餐、寒冷、酗酒、精神刺激等。

2. 发作期有肢体疼痛、感觉异常等，饱餐后夜间睡眠或清晨起床时发现肢体肌肉对称性不同程度的无力或完全瘫痪，下肢重于上肢、近端重于远端；也可从下肢逐渐累及上肢。瘫痪肢体肌张力低，腱反射减弱或消失。无脑神经支配肌肉损害。严重病例发生呼吸肌麻痹等可危及生命。

3. 发作一般经数小时或数日逐渐恢复，发作频率一般数周或数月一次。发作间期一切正常。伴发甲状腺功能亢进（甲亢）者发作频率较高，每次持续时间短。

（四）辅助检查

1. 血清钾 <3.5mmol/L，间歇期正常。

2. 心电图呈典型低钾性改变。

3. 肌电图运动电位时限短，波幅低，完全瘫痪时运动单位电位消失，电刺激无反应。膜静息电位低于正常。

（五）诊断及鉴别诊断

根据临床表现及结合检查发现血钾降低，心电图低钾性改变，经补钾治疗肌无力迅速缓解等不难诊断。注意与其他类型周期性瘫痪、重症肌无力等鉴别。

（六）治疗

急性发作时口服或静脉补钾，甲亢者应控制甲亢。口服螺内酯以预防发作，避免发病诱因，低钠饮食，忌摄入过多高碳水化合物等，对症治疗。

二、高钾型周期性瘫痪

（一）概述

又称强直性周期性瘫痪，较少见。呈常染色体显性遗传。

（二）病因

致病基因位于第 17 号染色体长臂，由于编码骨骼肌门控钠通道蛋白的 α 亚单位基因的点突变，导致氨基酸的改变而引起肌细胞膜钠离子通道功能异常等。

（三）临床表现

1. 10 岁前起病，男性居多，饥饿、寒冷、剧烈运动和钾盐摄入可诱发肌无力发作。

2. 血清钾水平明显升高，肌电图见强直电位。心电图 T 波高尖。发作数分钟到 1 小时。

（四）诊断

1. 根据常染色体显性遗传家族史，儿童发作性无力伴肌强直，无感觉障碍和高级神经活动异常，血钾增高，可诊断。

2. 症状不典型时，可行钾负荷试验、冷水诱发试验。

（五）治疗

1. 症状重时可静注 10% 葡萄糖酸钙，或 10% 葡萄糖 500ml 加胰岛素 10～20U 静脉滴注以降低血钾。

2. 预防发作可给予高碳水化合物饮食，避免诱因，口服氢氯噻嗪等利尿药。

三、正常钾型周期性瘫痪

（一）概述

又称钠反应性正常血钾型周期性瘫痪，为常染色体显性遗传。

（二）临床表现

1. 多在 10 岁前发病，夜间或清晨醒来时发现四肢或部分肌肉瘫痪，甚至发音不清、呼吸困难等。

2. 发作持续 10 天以上，运动后休息、限制钠盐摄入或补充钾盐可诱发，补钠后好转。

（三）治疗

1. 大量生理盐水静脉滴入；静脉注射 10% 葡萄糖酸钙或口服钙片；每天服食盐 10～15g，必要时用氯化钠静脉滴注；乙酰唑胺口服。

2. 预防发作　间歇期给予氟氢可的松和乙酰唑胺，避免进食含钾多的食物，防止过劳或过度肌肉活动，注意寒冷或暑热的影响。

第三节　多发性肌炎和皮肌炎

一、概述

多发性肌炎（PM）和皮肌炎（DM）是一组多种病因引起的弥漫性骨骼肌炎症性疾病，发病与细胞和体液免疫异常有关。PM 病变仅限于骨骼肌，DM 同时累及骨骼肌和皮肤。

二、病因

可能与病毒感染（流感病毒、柯萨奇病毒）有关，遗传因素可能也增加患病的可能性。

三、临床表现

1. 肌肉无力　四肢近端无力（首发症状），常从盆带肌开始逐渐累及肩带肌肉，表现为上楼、起蹲困难、双臂不能高举、梳头困难等，颈肌、咽喉肌无力表现为竖颈困难、吞咽困难等。呼吸肌可受累，眼外肌一般不受累。查体可见四肢近端肌无力、压痛，肌萎缩和关节痉挛。

2. 皮肤损害　DM 可见皮肤损害，眶周和上下眼睑水肿性淡紫色斑和 Gottron 征为典型皮疹。

3. 其他表现　恶心、呕吐、心律失常、蛋白尿、类风湿关节炎的表现等。

四、辅助检查

1. 血生化检查　急性期周围血白细胞增多，血沉增快，C 反应蛋白增高。血清 CK 明显增高。

2. 尿检测　24 小时尿肌酸增高，可有肌红蛋白尿。

3. 肌电图　呈肌源性损害表现。神经传导速度正常。

4. 心电图及肌活检（骨骼肌的炎性改变）。

五、治疗

1. 肾上腺糖皮质激素　是多发性肌炎的首选药。长期应用应注意预防其不良反应。

2. 免疫抑制剂　当激素治疗不满意时加用。首选甲氨蝶呤，用药期间注意白细胞减少和定期检查肝肾功能。

3. 免疫球蛋白　急性期与其他治疗联合使用，效果较好。

4. 支持治疗　高蛋白、高维生素饮食，适当锻炼等。

第四节　进行性肌营养不良症

一、概述

本病是一组遗传性肌肉变性疾病，以缓慢进行性加重的对称性肌肉无力和肌萎缩，无感觉障碍为特征。遗传方式主要为常染色体显性、隐性和 X 连锁隐性遗传。

二、临床表现

1. 假肥大型

（1）Duchenne 型肌营养不良症（DMD）

①是最常见的 X 连锁隐性遗传的肌病，女性为致病基因携带者。

②3～5 岁隐匿出现骨盆带肌肉无力，表现为走路慢，脚尖着地，易跌跤。行走时呈鸭步。Gowers 征为特征性表现。肩胛带肌、上臂肌往往同时受累，但程度较轻。90% 的患儿有肌肉假性肥大，触之坚韧，为首发症状之一，以腓肠肌最明显。

③血清肌酸激酶显著升高，血清肌酐明显下降，肌电图呈肌源性损害等。

④显著跟腱挛缩，双足下垂，平地步行困难。12 岁左右不能行走，晚期患者的下肢、躯干、上肢、髋和肩部肌肉均明显萎缩，腱反射消失。多在 20～30 岁因呼吸道感染、心力衰竭而死亡。

（2）Becker 型肌营养不良症　表现与 DMD 相似，但 5～15 岁发病，病情进展慢，12 岁后尚能行走，心肌多不受累、智力正常、存活期接近正常生命年限。

2. 面肩肱型肌营养不良症

（1）常染色体显性遗传疾病。多青少年起病。

（2）面部和肩胛带肌肉最先受累，肩胛带和上臂肌肉萎缩十分明显，常不对称。呈"肌病面容"，可见三角肌假性肥大。

（3）病情进展慢，腓肠肌假性肥大，视网膜病变和听力障碍等。约 20% 需坐轮椅，生命年限接近正常。

（4）肌电图为肌源性损害，血清酶正常或轻度升高。印迹杂交 DNA 分析可确诊。

3. 肢带型肌营养不良症

（1）常染色体隐性或显性遗传。10～20岁发病，首发症状多为骨盆带肌肉萎缩、腰椎前凸、鸭步，下肢近端无力出现上楼困难，可有腓肠肌假性肥大。逐渐发生肩胛带肌肉萎缩，面肌一般不受累。

（3）血清酶明显升高，肌电图肌源性损害，心电图正常。病情进展慢。

4. 眼咽型肌营养不良症

（1）常染色体显性遗传，40岁左右发病。

（2）首发表现为对称性上睑下垂、眼球运动障碍。后出现面肌、眼肌无力、吞咽困难、发音不清，近端肢体无力。

（3）CK正常或轻度升高。

5. 其他类型 Emery – Dreifuss 型肌营养不良症（EDMD）、眼肌型、远端型、先天性肌营养不良症。

三、治疗

1. 无特异治疗，只能对症治疗及支持治疗。

2. 物理疗法和矫形治疗 可预防及改善脊柱畸形和关节挛缩，鼓励患者尽可能从事日常活动，避免长期卧床。

3. 药物治疗 ATP、肌苷、维生素 E 等。

4. 其他 基因治疗及干细胞移植治疗等。

第五节 肌强直性肌病

一、强直性肌营养不良症

（一）概述

强直性肌营养不良症是一组以肌无力、肌强直和肌萎缩为特点的多系统受累的常染色体显性遗传病。除骨骼肌受累外，还常伴有白内障、心律失常等表现。

（二）临床表现

1. 起病 30岁以后隐匿起病，男多于女，进展缓慢，肌强直在肌萎缩之前数年或同时发生。部分仅在查体时才被发现异常。

2. 肌强直 肌肉用力收缩后不能正常地松开，遇冷加重。主要影响手部动作、行走和进食，用叩诊锤叩击四肢肌肉可见肌球，具有重要的诊断价值。

3. 肌无力和肌萎缩 常先累及手部和前臂肌肉，继而累及头面部肌肉，可呈"斧状脸""鹅颈"。呼吸肌常受累，可有上睑下垂、吞咽困难等。

4. 骨骼肌外的表现 白内障、内分泌症状（生育能力低、糖耐量异常、秃顶）、心脏（心律不齐、心悸）、胃肠道受累及听力障碍等。

（三）辅助检查

1. 肌电图 典型肌强直放电具有重要意义。

2. 肌肉活组织检查 Ⅱ型肌纤维肥大，Ⅰ型肌纤维萎缩，伴大量核内移，可见肌浆块和环状肌纤维，肌纤维坏死和再生。

3. 其他 基因检测（可确诊）及其他检查。

（四）治疗

针对肌强直可口服拉莫三嗪、苯妥英钠等。物理治疗对保持肌肉功能有一定的作用。注意心脏病的监测和处理。白内障可手术治疗。内分泌异常给予相应处理。

二、先天性肌强直症

（一）概述

又称 Thomsen 病，为常染色体显性遗传，主要临床特征为骨骼肌用力收缩后放松困难。

（二）临床表现

1. 起病年龄 多自婴儿期或儿童期起病，也有在青春期起病者。

2. 肌强直 肢体僵硬、动作笨拙等。叩击肌肉可见肌球，呼吸及排尿困难等。

3. 肌肥大 肌力基本正常，无肌肉萎缩，感觉正常，腱反射存在。

4. 其他 部分可出现精神症状。患者一般能保持工作能力，寿命不受限。

（三）辅助检查

1. 肌电图检查出现肌强直电位，插入电位延长，扬声器发出轰炸机俯冲般或蛙鸣般声响。

2. 肌肉活组织检查示肌纤维肥大、核中心移位、核纹欠清。血清肌酶正常，心电图正常。

（四）治疗

目前无特效治疗，药物可用拉莫三嗪、苯妥英钠、卡马西平等减轻肌强直，但不能改善病程和预后。保暖可减轻肌强直。

第六节 线粒体肌病及线粒体脑肌病

一、概述

线粒体肌病及线粒体脑肌病是一组由线粒体 DNA 或核 DNA 缺陷导致线粒体结构和功能障碍、ATP 合成不足所致的多系统疾病。

二、临床表现

1. 线粒体肌病 多在 20 岁左右起病，以肌无力和不能耐受疲劳为主要特征。常伴有肌肉酸痛及压痛，无"晨轻暮重"现象，肌萎缩少见。

2. 线粒体脑肌病 主要包括慢性进行性眼外肌瘫痪（首发症状为眼睑下垂和眼肌麻痹）、Kearns－Sayre 综合征（CPEO、视网膜色素变性、心脏传导阻滞）、MELAS 综合征以及 MERRF 综合征（主要为肌阵挛性癫痫发作、小脑性共济失调）。

三、辅助检查

1. 血生化检查 乳酸、丙酮酸最小运动量试验多阳性，线粒体呼吸链复合酶活性降低，部分血清 CK 和 LDH 水平升高。

2. 肌肉活检

3. CT 头颅 CT 或 MRI 示白质脑病、基底核钙化、脑软化、脑萎缩和脑室扩大。

4. 肌电图 多呈肌源性损害。

5. 线粒体 DNA 分析 对诊断有决定性意义。

四、治疗

主要是对症治疗。

1. 饮食疗法 高蛋白、高碳水化合物、低脂饮食。

2. 药物治疗 ATP 及辅酶 A、大量 B 族维生素（血乳酸和丙酮酸水平降低）、左卡尼汀（促进脂类代谢）、中药（黄芪、党参）及对症治疗。

3. 其他 物理治疗、心脏起搏器和基因治疗。

小结速览

重症肌无力 {
1. 分型：成年、儿童、少年型
2. 治疗：药物治疗（胆碱酯酶抑制剂、肾上腺糖皮质激素）、胸腺治疗（切除、放射）等
}

周期性瘫痪 {
1. 低钾型周期性瘫痪：血钾降低，补钾后肌无力迅速缓解
2. 高钾型周期性瘫痪：常染色体显性遗传家族史，血钾增高
3. 正常钾型周期性瘫痪：补钠后好转
}

多发性肌炎和皮肌炎 {
治疗：肾上腺糖皮质激素、免疫抑制剂、免疫球蛋白、支持治疗
}

神经-肌肉接头和肌肉疾病 {

进行性肌营养不良症 {
临床表现：假肥大型、面肩肱型肌营养不良症、肢带型肌营养不良症等
}

肌强直性疾病 {
1. 强直性肌营养不良症治疗：药物（苯妥英钠）、物理治疗等
2. 先天性肌强直症临床表现：肢体僵硬、肌肥大，骨骼肌用力收缩后放松困难
}

线粒体肌病及线粒体脑肌病 {
治疗：饮食疗法（高蛋白、高碳水化合物、低脂）、药物（ATP 及辅酶 A）等
}

}

第二十章　神经系统遗传性疾病

● **重点**　神经纤维瘤病的表现。
○ **难点**　腓骨肌萎缩症的表现和治疗。
★ **考点**　遗传性共济失调的分型和表现。

第一节　遗传性共济失调

一、Friedreich 型共济失调（FRDA）

1. 概述　FRDA 是最常见的常染色体隐性遗传性共济失调，儿童期发病。

2. 病因　由于 9 号染色体长臂 9q13 – 21.1 上的 *frataxin* 基因内含子区内 GAA 三核苷酸序列扩增突变所致。

3. 临床表现

（1）发病年龄通常是 4~15 岁，偶见婴儿和 50 岁以后起病，男女均可以受累。

（2）首发症状一般是进行性的步态共济失调，自下肢向上肢发展的进行性共济失调，构音障碍，明显的深感觉障碍，腱反射消失等。可见弓形足和脊柱后侧凸畸形。

（3）约半数以上的患者可出现心肌病。

4. 辅助检查　心电图（心室肥厚、心律失常、心脏传导阻滞）、超声心动图（对称性、向心性、肥厚型心肌病）、X 线片、MRI 检查以及基因检测等。

5. 治疗　辅酶 Q10、抗氧化剂（泛醌、艾地苯醌）、支持疗法、外科手术等。

二、脊髓小脑性共济失调

1. 概述　脊髓小脑性共济失调是遗传性共济失调的主要类型，常染色体显性遗传，典型特征为遗传早现现象。

2. 临床表现

（1）隐匿起病，缓慢进展。以下肢共济失调为首发症状，继而出现双手笨拙及意向性震颤、辨距不良，上肢共济失调和构音障碍也是早期症状。

（2）腱反射早期活跃，后期可减弱，深感觉障碍。眼部症状为眼球震颤、扫视变慢等。

（3）不同亚型可伴有痴呆、肌张力障碍、帕金森样症状、面部肌束震颤、周围神经病和肢体远端肌肉萎缩等。

3. 治疗　无特异治疗。对症治疗可缓解症状，康复训练、物理治疗及辅助行走有助于改善生活质量。进行遗传咨询对了解下一代的发病情况有所裨益。

第二节　遗传性痉挛性截瘫

一、概述

遗传性痉挛性截瘫是以双下肢进行性肌张力增高、肌无力和剪刀步态为特征的综合征。主要遗传方式是常染色体显性遗传。

二、临床表现

1. 单纯型　较多见，仅表现为痉挛性截瘫，双下肢僵硬，走路易跌倒，呈剪刀步态，可有尿失禁、尿急症状及足部振动觉减退。双上肢受累程度不一。

2. 复杂型　痉挛性截瘫常合并不同程度的肌萎缩、小脑性共济失调、帕金森样症状等，构成各种综合征。

三、诊断

根据家族史、儿童期发病、缓慢进行性双下肢无力、肌张力增高、腱反射亢进、病理征阳性、剪刀样步态，伴有下肢远端轻度的振动觉减退，排除其他疾病可诊断。

四、治疗

主要是对症治疗，巴氯芬、苯二氮䓬类药物可诱导肌肉松弛，物理疗法可改善肌力等。

第三节　腓骨肌萎缩症

一、概述

腓骨肌萎缩症（CMT）又称遗传性运动感觉神经病，是一组临床表型相同的遗传异质性疾病。显著特点是对称性、缓慢进行性的四肢周围神经髓鞘脱失和轴索变性，造成肢体远端肌肉的萎缩和无力。

二、分型

1. 脱髓鞘型（CMT1）　运动和感觉神经传导速度（NCV）＜38m/s（正常＞40～45m/s）。

2. 轴索变性型（CMT2）　髓鞘相对保留，NCV 正常或接近正常。

三、临床表现

1. 通常是儿童或青春期发病，慢性进行性、对称性的肢体远端肌肉无力和萎缩，感觉障碍，腱反射减低或消失。

2. 深、浅感觉减退多呈手套 - 袜套样改变。一般自主神经和脑神经不受累。CMT 1 型可触及粗大的周围神经。

3. 部分可能仅有弓形足，或仅在神经电生理检查中发现异常。部分出现严重的肌肉无力和萎缩。

四、辅助检查

1. 神经电生理检查 CMT1 动作电位波幅正常或降低；CMT2 动作电位波幅明显降低。

2. 周围神经活检 可见脱髓鞘和轴索变性。

3. 基因检测 有助于疾病的诊断和分型。

五、治疗

主要是对症治疗和支持疗法。

第四节 神经皮肤综合征

一、神经纤维瘤病

（一）概述

神经纤维瘤病（NF）是中枢神经系统最常见的常染色体显性遗传病之一，它是基因缺陷使神经嵴细胞发育异常导致的多系统损害。常见神经纤维瘤病Ⅰ型（NFⅠ）和Ⅱ型（NFⅡ）。

（二）临床表现

1. 神经纤维瘤Ⅰ型

（1）皮肤症状 皮肤牛奶咖啡斑（最具诊断性）、雀斑和色素沉着（腋窝、腹股沟和乳房下）。

（2）神经症状 皮肤或皮下肿瘤（最常见）、周围神经或神经根肿瘤、颅内肿瘤、椎管内肿瘤。

（3）眼部症状 Lisch结节，是NFI的特征性改变。上睑可见纤维软瘤或丛状神经纤维瘤，视神经肿瘤最常见单侧视力丧失等。

（4）其他系统损害 先天性骨发育异常、骨骼改变、长骨骨质增生等。

2. 神经纤维瘤Ⅱ型 主要特征为双侧听神经瘤，可有听力丧失和耳鸣等。

（三）辅助检查

1. X线平片可见各种骨骼畸形；CT、MR、椎管造影等有助于发现中枢神经系统肿瘤。脑干听觉诱发电位对听神经瘤有较大的诊断价值。

2. 基因分析可以确定NFⅠ和NFⅡ突变类型。

（四）治疗

无特殊治疗，听神经瘤、视神经瘤等颅内及椎管内肿瘤可手术治疗，部分患者可用放疗。癫痫发作者可用药物治疗。

二、结节性硬化症

（一）概述

结节性硬化症又称Bourneville病，是一种常染色体显性遗传神经皮肤病，以皮肤损害、癫痫发作和智能减退为主要临床特征。

（二）病因

主要由编码hamartin蛋白的 *TSC*1 基因，编码tuberin蛋白的 *TSC*2 基因突变导致，其中 *TSC*2 最为常见。

（三）临床表现

1. 神经系统损害 癫痫发作（主要症状）、智能减退多呈进行性加重，常伴有精神症状。

2. 皮肤损害 色素脱失斑（最早）、面部皮脂腺瘤（实际为血管纤维瘤，主要分布在鼻唇沟、颏部和颊部）、鲨革样斑（10 岁后出现，常见于腰骶部，具有诊断价值）。

3. 其他脏器的损害 可有视网膜或视神经处灰色或黄色的晶状体瘤，牙釉质凹陷，心脏横纹肌瘤，肺囊肿和淋巴管平滑肌瘤，肝、肾囊肿和血管肌脂瘤等。

（四）辅助检查

1. 头颅 CT 或 MRI 可见室管膜下巨细胞星形细胞瘤、皮质中的结节、钙化及血管发育异常。

2. 肾脏超声检查 评价肾脏的囊肿和血管肌脂瘤的改变。

3. 超声心动图 可发现心脏横纹肌瘤的存在。

（五）治疗

1. 西罗莫司可用于结节性硬化症相关的肾脏血管肌脂瘤和脑室管膜下巨细胞星型细胞瘤的治疗。

2. 合理选择抗癫痫药物。婴儿痉挛症的控制首选氨己烯酸。

3. 手术治疗。

三、脑面血管瘤病

（一）概述

脑面血管瘤病又称为 Sturge - Weber 综合征，是以一侧面部三叉神经分布区不规则血管痣、对侧偏瘫、偏身萎缩、同侧颅内钙化、青光眼、癫痫发作和智能减退为特征的先天性疾病。多为散发病例，部分呈现家族性发病特点。

（二）病因

毛细血管 - 静脉畸形是胚胎期外胚层组织体细胞突变病导致毛细血管形成的控制失调或成熟失当的结果。

（三）临床表现

1. 皮肤改变 出生时即可见到红葡萄酒色扁平血管痣，多沿三叉神经第 I 支范围分布。血管痣边缘清楚，略隆起，压之不褪色。可伴有青光眼和皮损同侧的脑组织受累，可出现面部畸形和脊柱侧凸。

2. 眼部症状　突眼和青光眼，伴有脉络膜血管瘤。枕叶受累可有同向性偏盲。

3. 神经系统症状　主要为癫痫发作，多为血管痣对侧肢体局限性抽搐，可有智能障碍、行为异常和语言障碍。

（四）治疗

主要为对症治疗，控制癫痫发作。皮肤血管痣可用激光治疗，外科治疗的指征是难治性癫痫、青光眼或脊柱侧凸，小剂量阿司匹林可应用。

小结速览

神经系统遗传性疾病

- 遗传性共济失调
  1. Friedreich 型共济失调治疗：辅第 Q10、抗氧化剂等
  2. 脊髓小脑性共济失调治疗：对症治疗、进行遗传咨询、康复治疗等

- 遗传性痉挛性截瘫
  - 临床表现：单纯型（痉挛性截瘫）、复杂型（合并肌萎缩等）

- 腓骨肌萎缩症
  - 辅助检查：神经电生理、周围神经活检、基因检测

- 神经皮肤综合征
  1. 神经纤维瘤病临床表现：I 型（皮肤牛奶咖啡斑等）、II 型（双侧听神经瘤）
  2. 结节性硬化症临床表现：癫痫发作、色素脱失斑
  3. 脑面血管瘤病：对症治疗、外科治疗

第二十一章　神经系统发育异常性疾病

● **重点**　脑性瘫痪的诊断。
○ **难点**　颅底凹陷症的表现和治疗。
★ **考点**　先天性脑积水的表现和治疗。

第一节　颅颈区畸形

一、颅底凹陷症

颅底凹陷症是临床常见的颅颈区畸形，主要病变是以枕骨大孔区为主的颅底骨组织陷入颅腔，枢椎齿状突上移并进入枕骨大孔引起相应的神经系统症状，可出现椎动脉受压致供血不足的表现。

（一）病因

原发性（先天性颅底凹陷症）、继发性（获得性颅底凹陷症）。

（二）临床表现

1. 成年后起病，缓慢进展，头部突然用力可诱发症状或使原有症状加重。常有颈短、后发际低，颈部活动受限等。

2. 枕骨大孔区综合征的症状及体征表现为颈神经根症状、后组脑神经损害、上位颈髓及延髓损害、小脑损害（眼震最常见）、椎－基底动脉供血不足和颅内压增高症状。

（三）辅助检查

颅颈侧位、张口正位 X 线平片上测量枢椎齿状突的位置是确诊本病的重要依据。CT、MRI 检查可协助诊断。

（四）治疗

X 线平片及 MRI 显示畸形，但无临床症状或症状轻微者，可观察随访。手术是唯一的治疗方法，可解除畸形对延髓、小脑或上位颈髓的压迫等。

二、扁平颅底

1. 扁平颅底是较常见的先天性骨畸形，常同时合并颅底凹陷症，多为原发性先天性发育缺陷。

2. 可无临床症状或仅有短颈、蹼颈等外观。颅底角超过 145° 对扁平颅底有诊断意义。单纯扁平颅底无需治疗。

三、小脑扁桃体下疝畸形

（一）概述

小脑扁桃体下疝畸形又称 Arnold – Chiari 畸形，是一种先天性枕骨大孔区的发育异常。

（二）病因

可能与胚胎第 3 个月时神经组织生长过快或脑组织发育不良及脑室系统和蛛网膜下腔之间脑脊液动力学紊乱有关。

（三）分型

Chiari Ⅰ 型（不伴有脊髓脊膜膨出）、Chiari Ⅱ 型（最常见）、Chiari Ⅲ 型（最严重）、Chiari Ⅳ 型（小脑发育不全，不向下方移位）。

（四）临床表现

1. 延髓、上颈髓受压症状　偏瘫或四肢瘫、腱反射亢进、病理征阳性等锥体束征，感觉障碍及尿便障碍。

2. 脑神经、颈神经症状　后组脑神经受损出现耳鸣、面部麻木、吞咽困难及构音障碍等；颈神经受损出现手部麻木无力、手肌萎缩及枕下部疼痛等。

3. 小脑症状　眼球震颤及步态不稳等。

4. 慢性高颅压症状　头痛、视盘水肿等。

（五）辅助检查

首选头颅 MRI 检查，头颅颈椎 X 线片可示枕骨大孔区、头颅、颈椎骨的畸形。

（六）治疗

1. 手术指征　①梗阻性脑积水或颅内压增高；②临床症状进行性加重，有明显的神经系统受损体征。

2. 手术方法　枕骨大孔扩大术、上位颈椎板切除术等。

第二节　脑性瘫痪

一、概述

脑性瘫痪是指婴儿出生前到出生后 1 个月内，由于各种原因导致的非进行性脑损害综合征。

二、病因及发病机制

出生前病因（胚胎期脑发育畸形、孕期重症感染、严重营养缺乏等）、围生期病因（早产、分娩时间过长、脐带绕颈、产伤等）、出生后病因（中枢神经系统感染、中毒、头部外伤等）、遗传性因素。

三、病理

出血性损害（多见于妊娠不足 32 周的未成熟胎儿）、缺血性损害（多见于缺氧窒息的婴儿）。

四、临床表现

1. 神经损伤 主要是运动障碍，可并发小脑、脑干以及脊髓等损伤。表现为瘫痪、肌张力增高、腱反射亢进和病理征阳性等。患儿可伴有癫痫发作、视力障碍、听力障碍、行为异常及认知功能异常等。症状和体征随年龄的增长可能会有所改善。

2. 分型 痉挛型（最常见和最典型）、强直型、不随意运动型（又称手足徐动症）、共济失调型（以小脑功能障碍为主要特点）、肌张力低下型（又称弛缓型）和混合型。

五、诊断

婴儿期出现中枢性瘫痪，伴有智力低下、言语障碍、惊厥、行为异常、感知障碍及其他异常。需除外进行性疾病所致的中枢性瘫痪及正常小儿一过性运动发育落后。

六、治疗

（1）物理疗法和康复训练

①一般治疗 加强护理，注意营养及卫生。积极康复训练，运动障碍进行理疗、体疗、按摩等。

②康复治疗 家庭康复、特殊教育、引导式教育、感觉整合训练以及音乐治疗等。

（2）药物治疗 疗效有限，主要是对症治疗。

（3）手术治疗。

第三节 先天性脑积水

一、概述

先天性脑积水又称婴儿脑积水，由于脑脊液分泌过多、循环受阻或吸收障碍，在脑室系统和蛛网膜下腔内不断积聚增长，继发脑室扩张、颅内压增高和脑实质萎缩等。

二、病因及分类

1. 病因 Chiari 畸形Ⅱ型、遗传性导水管狭窄畸形等。

2. 分类 交通性脑积水、阻塞性脑积水。

三、临床表现

1. 头颅形态异常 头围异常增大为最重要体征。

2. 颅内压增高 精神萎靡、烦躁不安、尖声哭叫等，严重者出现呕吐或昏睡。叩诊呈破壶音。

3. 神经功能障碍 "落日征"，展神经麻痹，晚期患儿出现生长停滞，智力下降，嗅觉、视力减退，严重者呈痉挛性瘫痪、共济失调和去大脑强直。

五、辅助检查

1. 头围测量 周径（最大头围）、前后径、横径。

2. 影像学检查 头颅平片、CT 和 MRI 检查。

六、治疗

1. 手术治疗 是主要手段，包括病因治疗（如大脑导水管成形术或扩张术）、减少脑脊液形成（如侧脑室脉络丛切除术）、脑脊液分流术等。

2. 药物治疗 首选乙酰唑胺，抑制脑脊液分泌；甘露醇与呋塞米可降低颅内压；有蛛网膜粘连者可试用糖皮质激素。

小结速览

神经系统发育异常性疾病
- 颅颈区畸形
  1. 颅底凹陷症治疗：手术治疗
  2. 扁平颅底诊断：异常的颅底角
  3. 小脑扁桃体下疝畸形治疗：手术（枕骨大孔扩大术、上位颈椎板切除术）
- 脑性瘫痪
  1. 临床表现：痉挛型、强直型、不随意运动型等
  2. 治疗：物理疗法和康复训练，药物和手术治疗
- 先天性脑积水
  1. 手术治疗：病因治疗、减少脑脊液形成和脑脊液分流术等
  2. 药物治疗：乙酰唑胺、甘露醇、糖皮质激素

第二十二章　睡眠障碍

● **重点**　发作性睡病的表现。
○ **难点**　阻塞性睡眠呼吸暂停综合征的表现和治疗。
★ **考点**　失眠症的诊断和治疗。

第一节　失眠症

一、概述

失眠症是以入睡和（或）睡眠维持困难所致的睡眠质量或数量达不到正常生理需求而影响日间社会功能的一种主观体验，是最常见的睡眠障碍性疾患。

二、诊断

1. 存在入睡困难、睡眠维持障碍、早醒、睡眠质量下降或日常睡眠晨醒后无恢复感等症状。

2. 在有条件睡眠且环境适合睡眠的情况下仍然出现上述症状。

3. 主诉至少下述1种与睡眠相关的日间功能损害：①疲劳或全身不适；②注意力、注意维持能力或记忆力减退；③学习、工作和（或）社交能力下降；④情绪波动或易激惹；⑤日间思睡；⑥兴趣、精力减退；⑦工作或驾驶过程中错误倾向增加；⑧紧张、头痛、头晕，或与睡眠缺失有关的其他躯体症状；⑨对睡眠过度关注。

三、治疗

1. 睡眠卫生教育和心理行为治疗　针对失眠的有效心理行为治疗方法主要是认知行为治疗。

2. 药物治疗　苯二氮䓬类受体激动剂（目前使用最广泛）、褪黑素受体激动剂、有催眠效果的抗抑郁药物（如阿米替林）。

第二节　发作性睡病

一、概述

发作性睡病是一种原因不明的慢性睡眠障碍，主要表现为白天反复发作的无法遏制的睡眠、猝倒发作和夜间睡眠障碍。

二、病因

与多基因易患性、环境因素和免疫反应相关。

三、临床表现

1. 日间过度睡眠　主要症状，表现为白天突然发生不可克制的睡眠发作。睡眠时间从几分钟到数小时不等。随时间推移或年龄增长，症状可减轻但不会消失。

2. 猝倒发作　特征性症状，具有诊断价值。表现为在觉醒时躯体随意肌突然失去张力而摔倒，持续几秒钟，偶可达几分钟，无意识丧失。大笑是最常见的诱因。

3. 夜间睡眠障碍　包括夜间睡眠中断、觉醒次数和时间增多、睡眠效率下降、睡眠瘫痪等，其中最具特征性的是与梦境相关的入睡前幻觉和睡眠瘫痪。

四、分型

1. 发作性睡病 1 型 既往称为猝倒型发作性睡病，以脑脊液中下丘脑分泌素 – 1（Hcrt – 1）水平显著下降为重要指标。

2. 发作性睡病 2 型 既往称为非猝倒型发作性睡病，通常脑脊液中 Hcrt – 1 水平无显著下降。

五、治疗

1. 保持生活规律，养成良好的睡眠习惯、控制体重、避免情绪波动、尽量避免较有危险的体育活动。对患者进行心理卫生教育。

2. 药物治疗 中枢兴奋剂（莫非达尼）、抗抑郁剂、镇静催眠药物和 γ – 羟丁酸钠。

第三节　阻塞性睡眠呼吸暂停综合征

一、概述

阻塞性睡眠呼吸暂停综合征也称睡眠呼吸暂停低通气综合征，可分为阻塞型、中枢型、混合型三种，以阻塞性睡眠呼吸暂停低通气综合征（OSAHS）最为常见。OSAHS 是由于睡眠期反复发生上呼吸道狭窄或阻塞，出现打鼾、呼吸暂停及白天过度睡意等症状，发生呼吸暂停时口鼻无气流，但胸腹式呼吸仍然存在。男性多于女性。

二、主要危险因素

年龄、男性、肥胖及颈围增粗、鼻咽部疾病和气道解剖异常、长期大量饮酒及服用镇静药物、内分泌疾病、遗传体质和遗传疾病。

三、临床表现

1. 打鼾为最常见的症状，并伴有呼吸暂停，鼾声不规律，严重者可憋醒，还可出现睡眠行为异常等。主诉睡眠障碍，晨起感头昏、白天疲倦、困乏，容易在开会、听课等时睡觉。

2. 多伴有注意力不集中、记忆力减退、高血压、肺动脉高压、水肿、红细胞增多、认知功能减退。还可合并心力衰竭和其他脑功能减退的症状和体征。

四、诊断

临床有典型的夜间睡眠打鼾伴呼吸暂停、日间嗜睡等症状，查体发现咽腔狭窄、扁桃体肿大、悬雍垂粗大、腺样体增生，呼吸暂停低通气指数（AHI）> 5 次/小时者可诊断 OSAHS。对于日间嗜睡不明显者，AHI ≥ 10 次/小时，或 AHI ≥ 5 次/小时同时存在认知功能障碍、高血压、冠心病、脑血管疾病、糖尿病和失眠等 1 项或 1 项以上 OSAHS 合并症者也可确诊。

五、治疗

1. **一般治疗**　有效控制体重和减肥、戒烟酒、睡前勿饱食、慎用镇静催眠药及其他可引起或加重 OSAHS 的药物、适当运动、尽可能侧卧位睡眠等。

2. **病因治疗**　如甲状腺功能减退者可补充甲状腺素，鼻腔疾病或扁桃腺肿大可手术治疗。

3. **无创气道正压通气治疗**　成人 OSAHS 的首选治疗手段。

4. **口腔矫正器**　适用于单纯鼾症及轻中度的 OSAHS 患者，特别是下颌后缩者。

5. **手术治疗**　适用于通过手术可解除上气道阻塞的患者，

需严格掌握手术适应证。

6. 药物治疗 尚无疗效确切的药物可用。

第四节 不安腿综合征

一、概述

不安腿综合征（RLS）也称为不宁腿综合征，是一种主要累及腿部的常见的感觉运动障碍性疾病。常在夜间休息时加重。

二、病因

原发性 RLS（可能与遗传、脑内多巴胺功能异常有关）、继发性 RLS（Ⅲ型脊髓小脑共济失调、Ⅱ型腓骨肌萎缩症等引起）。

三、临床表现

1. 任何年龄均可发病，但中老年人多见，男∶女 = 1∶2。

2. 患者有强烈活动双腿的愿望，常伴各种不适的感觉。症状在安静时明显，长时间坐、卧及夜间易发生，活动、捶打后可缓解症状。

3. 肢体远端不适感是本病特征之一，少数患者疼痛明显，感觉症状可累及踝部、膝部或整个下肢。

4. 周期性肢动以及合并睡眠障碍等。

四、治疗

1. 药物治疗 多巴胺受体激动剂（如普拉克索）、左旋多巴，对多巴胺及受体激动剂不能耐受的患者可考虑加用加巴喷丁和卡马西平，口服或静脉补铁。

2. 非药物治疗 有氧运动、经颅直流电刺激等。

小结速览

睡
眠
障
碍
├ 失眠症 { 治疗：睡眠卫生教育和心理行为治疗、药物治疗（劳拉西泮）等
│
├ 发作性睡病 { 1. 病因：多基因易患性、环境因素、免疫反应
│   2. 治疗：保持生活规律，药物治疗（中枢兴奋剂、抗抑郁剂）
│
├ 阻塞性睡眠呼吸暂停综合征 { 治疗：一般治疗（适当运动）、病因治疗、手术治疗等
│
└ 不安腿综合征 { 1. 病因：继发性（Ⅳ型脊髓小脑共济失调）、原发性（脑内多巴胺功能异常）
                 2. 治疗：药物（多巴胺受体激动剂）、非药物（有氧运动）等

第二十三章　内科系统疾病的神经系统并发症

● **重点**　糖尿病性多发性周围神经病的临床表现。
○ **难点**　神经系统副肿瘤综合征的分型。
★ **考点**　系统性红斑狼疮、甲亢的神经系统表现。

第一节　神经系统副肿瘤综合征

一、副肿瘤性脑脊髓炎

1. 副肿瘤性边缘叶性脑炎

（1）原发肿瘤主要为小细胞肺癌，主要累及大脑边缘叶，包括胼胝体、扣带回等。

（2）亚急性、慢性隐匿起病，有短时记忆缺失、痫性发作、幻觉、抑郁等，多进行性加重到最后发生痴呆。

（3）MRI 和 CT 有助于诊断。脑脊液检查 80% 患者淋巴细胞、蛋白、IgG 轻到中度升高，可出现寡克隆带。肿瘤抗体的检测可帮助提高检出率。

2. 副肿瘤性脑干炎　主要累及下橄榄核、前庭神经核等下位脑干结构，表现为眩晕、眼震、复视、凝视麻痹等，甚至出现锥体束征。

3. 副肿瘤性脊髓炎　主要以损害脊髓前角细胞为主，表现为慢性进行性对称或不对称性肌无力、肌萎缩，上肢多见。

二、亚急性小脑变性

1. 多见于成年人，女性稍多。亚急性或慢性病程。

2. 神经系统症状往往是双侧的，也可不对称。首发症状多是步态不稳，出现肢体及躯干共济失调，可伴有构音障碍、眩晕、眼震等。

3. 有小脑损伤的症状和体征，还可见到轻微的锥体束征和锥体外系改变，也可有精神症状、认知功能障碍以及周围神经症状和体征。

4. MRI 和 CT 晚期可有小脑萎缩。脑脊液检查可有轻度淋巴细胞升高，蛋白和 IgG 也可升高，可出现寡克隆带。血清和脑脊液可查到相关自身抗体。

三、斜视性阵挛 – 肌阵挛

1. 一种伴有眨眼动作的眼球不自主、快速、无节律、无固定方向的高波幅集合性扫视运动。闭眼或入睡后仍持续存在。

2. 可与其他肌阵挛共存，如伴有四肢、躯干、横膈、头部及咽喉的肌阵挛和共济失调。

3. 抗 Hu 抗体阳性提示神经母细胞瘤的存在。成年女性ANNA – 2 抗体高度提示乳腺癌或妇科肿瘤，在男性提示小细胞肺癌和膀胱癌的可能。

4. 脑脊液检查可见蛋白和白细胞轻度增高等。

四、亚急性坏死性脊髓病

1. 多见于小细胞肺癌，脊髓病变以胸髓受损最为严重。

2. 表现为亚急性脊髓横贯性损伤，伴有括约肌功能障碍，可累及颈段脊髓造成四肢瘫，甚至出现呼吸肌麻痹危及生命等。

3. 脑脊液检查正常，淋巴细胞和蛋白升高。MRI 可见病变节段脊髓肿胀。

五、亚急性运动神经元病

1. 主要侵及脊髓前角细胞和延髓运动神经核，表现为非炎性退行性变。原发肿瘤以骨髓瘤和淋巴细胞增殖性肿瘤多见。

2. 表现为亚急性进行性上、下运动神经元受损的症状，以双下肢无力、肌萎缩、肌束震颤、腱反射消失等下运动神经元损害多见。

3. 脑脊液检查正常，部分患者蛋白含量常增高。肌电图表现为失神经电位。诊断主要依据查到肿瘤证据和相关肿瘤抗体。

六、亚急性感觉神经元病

1. 女性多见，呈亚急性起病。

2. 常以一侧或双侧不对称的肢体远端疼痛、麻木等感觉异常为首发症状。大多在数日到数周内进展为四肢远端对称性各种感觉减退或消失，以下肢深感觉障碍为主，重者可累及四肢近端和躯干，甚至出现面部感觉异常；可伴自主神经功能障碍。

3. 脑脊液多数正常，蛋白、IgG 略升高或出现寡克隆带。血清和脑脊液中可以检测出抗 Hu 抗体。肌电图特点是感觉神经动作电位衰减或缺失，运动神经传导速度正常或仅轻度减慢。

七、Lambert – Eaton 综合征

1. Lambert – Eaton 综合征（LES）又称肌无力综合征，是一种由免疫介导的神经 – 肌肉接头功能障碍性疾病，病变主要

累及突触前膜。

2. 中年男性多见，亚急性起病，进行性对称性肢体近端和躯干肌肉无力、病态疲劳，下肢重于上肢，休息后症状不能缓解。

3. 新斯的明或依酚氯铵试验往往阴性，肌电图可见特征性改变。

4. 治疗包括原发癌肿的切除、放疗和化疗等以及免疫治疗（糖皮质激素、免疫抑制剂、血浆置换等）。

第二节 糖尿病神经系统并发症

一、糖尿病性多发性周围神经病

1. 概念 又称对称性多发性末梢神经病，是最常见的糖尿病性神经系统并发症。

2. 临床表现

（1）慢性起病，逐渐进展。多数对称发生。

（2）感觉症状通常自下肢远端开始，烧灼感、针刺感及电击感，夜间重。感觉异常在活动后开始，可有手套－袜套状感觉减退或过敏。

（3）自主神经症状为突出，出现体位性低血压，皮肤、瞳孔、心血管、汗腺和周围血管等均可受累。

（4）一般为肌萎缩，下肢深、深感觉和腱反射减弱或消失。

二、糖尿病性单神经病

1. 概念 单个神经受累，可侵犯脑神经，也可侵犯脊神经。如果侵犯两个以上神经称为多发性单神经病。

2. 临床表现

（1）主要是血液循环障碍所致，以急性或亚急性起病者居多。

（2）受损神经相应支配区域的感觉、运动障碍，肌电图示神经传导速度减慢。持续数周到数月。

三、糖尿病性自主神经病

1. 糖尿病性胃肠自主神经病 包括胃轻瘫、腹泻、便秘等。

2. 糖尿病性膀胱功能障碍 排尿困难、泌尿系统感染等。

3. 糖尿病性性功能障碍 阳痿、月经紊乱等。

四、糖尿病性脊髓病

1. 糖尿病性肌萎缩 老年 2 型糖尿病多见，主要累及骨盆带肌，肌电图显示以支配近端肌肉和脊旁肌为主的神经源性损害。

2. 糖尿病性假性脊髓结核 深感觉障碍，多出现步态不稳、夜间行走困难、走路踩棉花感、闭目难立征阳性。

五、糖尿病脑病

1. 概念 糖尿病脑病是由糖尿病引起的认知功能障碍、行为缺陷和大脑神经生理及结构改变的中枢神经系统疾病。

2. 临床表现

（1）以学习能力、记忆能力、语言表达能力及判断能力下降为主要表现，可伴有淡漠、目光呆滞、反应迟钝等。

（2）1 型糖尿病脑病患者主要以联想记忆、学习能力及注意力障碍为主，而 2 型糖尿病脑病患者主要表现为学习记忆障碍。

3. 治疗

（1）控制血糖：控制饮食、口服降糖药、使用胰岛素等。

（2）使用 B 族维生素、改善循环和营养神经的药物、控制血脂、其他对症治疗。

（3）轻度认知功能障碍可采用综合干预方法（地中海饮食法、加强体育锻炼等），中、重度认知功能障碍的患者可给予乙酰胆碱酯酶抑制剂或 NMDA 受体拮抗剂（美金刚）治疗。

第三节　系统性红斑狼疮的神经系统表现

一、概述

系统性红斑狼疮（SLE）是一种累及全身各系统的常见自身免疫病，是由于遗传、内分泌和环境因素相互作用而导致机体免疫失调引起的慢性炎性疾病。

二、病因

与种族遗传性、病毒感染、内分泌、紫外线照射等因素有关。

三、临床表现

1. 头痛 最常见症状，主要为偏头痛。

2. 癫痫 最常见于 SLE 晚期，患者应用抗癫痫药物后效果很好。

3. 脑血管病 常见，包括脑梗死、脑出血和蛛网膜下腔出血。

4. 认知障碍及精神症状 记忆减退、意识模糊等。

5. 无菌性脑膜炎 常常出现在 SLE 早期，可以是首发症状，易于复发。

6. 其他 运动障碍（主要是狼疮性舞蹈病）、脊髓病、脑神经病变及脊神经病变。

四、治疗

1. 一般治疗 尽早诊断、尽早治疗、避免诱发因素，注意休息。尽量避免应用肾毒性药物。

2. 神经科治疗 对症治疗。

3. SLE 治疗 主要是肾上腺糖皮质激素或免疫抑制剂治疗或两者合用。

第四节 甲状腺疾病神经系统并发症

一、甲状腺功能亢进的神经系统病变

1. 甲状腺毒性脑病

（1）不同程度的意识障碍，大量错觉、幻觉以及明显的精神运动性兴奋，患者可很快进入昏迷状态。还可表现为去皮质状态、癫痫发作、延髓麻痹、锥体束受累、脊髓丘脑束受累、锥体外系受累等。

（2）脑脊液细胞数多正常，可有压力增高及蛋白增高。脑电图示中、重度异常，以弥漫的高波幅慢波为主。

2. 急性甲状腺毒性肌病

（1）肌无力发展迅速，数日内发生软瘫。常侵犯咽部肌肉，甚至累及呼吸肌引起呼吸麻痹。

（2）肌腱反射常降低或消失，肌肉萎缩不明显、括约肌功能保留，无感觉障碍。

3. 慢性甲状腺毒性肌病

（1）中老年男性常见，进行性肌萎缩与肌力下降，易侵犯近端肌。

（2）一般肌萎缩与肌无力程度一致，常同时侵犯双侧，肌腱反射正常或亢进。

4. 甲状腺毒性周期性瘫痪 常在夜间或白天安静时突然发生肢体软瘫，主要累及近端肌，可伴有自主神经障碍等。血钾降低，但补钾并不能改善肌力。

二、甲状腺功能减退性神经病变

1. 主要为不同程度的神经精神症状，甲减如为先天性或发生在生后早期，可引起精神发育不良，智能缺陷。

2. 脑神经病变，如嗅、味、视、听觉减退，真性眩晕，视物模糊、视野缺损、视神经萎缩。

3. 脊神经病变，如四肢远端感觉异常等。

4. 甲减极易导致 OSAHS，引起头昏、嗜睡、认知功能受损。

5. 经甲状腺素治疗后，大部分症状可很快消失。

三、桥本脑病

1. 概述 桥本脑病是一种与自身免疫性甲状腺疾病相关的脑病。

2. 临床表现

（1）急性或亚急性起病，中年女性多见。

（2）卒中样发作型表现为锥体束症状（偏瘫、小脑性共济失调），持续进展型表现为精神症状（幻听）和兴奋症状等。

（3）意识障碍、椎体外系改变、癫痫发作、睡眠障碍、脱髓鞘性周围神经病等。

3. 治疗 激素（首选）、环磷酰胺、免疫球蛋白及血浆交换治疗等。

小结速览

内科系统疾病的神经系统并发症

神经系统副肿瘤综合征
1. 副肿瘤性脑脊髓炎：最常见的是小细胞肺癌引起
2. 亚急性小脑变性：最常见
3. 斜视性阵挛–肌阵挛
4. 亚急性坏死性脊髓病：脊髓病变以胸髓受损最为严重
5. 亚急性运动神经元病：诊断主要依据查到肿瘤证据和相关肿瘤抗体
6. 亚急性感觉神经元病
7. Lambert–Eaton 综合征：最具特征性改变的是肌电图

糖尿病神经系统并发症
1. 糖尿病性多发性周围神经病：最常见
2. 糖尿病性单神经病
3. 糖尿病性自主神经病：胃肠、膀胱和性功能障碍
4. 糖尿病性脊髓病：肌萎缩、假性脊髓结核等
5. 糖尿病脑病：学习记忆障碍是典型表现

系统性红斑狼疮的神经系统表现
1. 临床表现：头痛、癫痫（单纯部分性发作）、脑血管病（脑梗死）等
2. 治疗：一般治疗、对症治疗等

甲状腺疾病神经系统并发症
1. 甲状腺功能亢进的神经系统病变：包括甲状腺毒性脑病、急性甲状腺毒性肌病和甲状腺毒性周期性瘫痪
2. 甲状腺功能减退性神经病变：甲状腺素治疗有效
3. 桥本脑病：激素为首选